潘立敏 编著

让女人永葆美丽的祛寒健康法

暖暖的女人更美丽

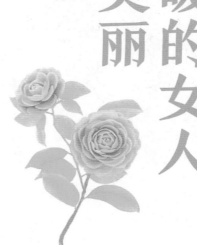

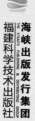

海峡出版发行集团
THE STRAITS PUBLISHING & DISTRIBUTING GROUP

福建科学技术出版社

图书在版编目（CIP）数据

暖暖的女人更美丽 / 潘立敏编著 . —福州：福建科学
技术出版社，2018.1
ISBN 978-7-5335-5424-8

Ⅰ . ①暖… Ⅱ . ①潘… Ⅲ . ①女性－保健－基本知识
Ⅳ . ① R173

中国版本图书馆 CIP 数据核字（2017）第 229188 号

书　　名	**暖暖的女人更美丽**	
编　　著	潘立敏	
出版发行	海峡出版发行集团	
	福建科学技术出版社	
社　　址	福州市东水路76号（邮编350001）	
网　　址	www.fjstp.com	
经　　销	福建新华发行（集团）有限责任公司	
印　　刷	北京富泰印刷有限责任公司	
开　　本	710毫米×1020毫米　1/16	
印　　张	12.5	
图　　文	200码	
版　　次	2018年1月第1版	
印　　次	2018年1月第1次印刷	
书　　号	ISBN 978-7-5335-5424-8	
定　　价	39.80元	

书中如有印装质量问题，可直接向本社调换

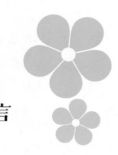

前　言

为什么一直在节食，却还是发胖？

为什么黑眼圈怎么也去不掉？

为什么才二十几岁就开始长斑了？

为什么总是怕冷，夏天也是手脚冰凉？

为什么身上总是有瘀斑？

为什么一来月经就肚子疼？

为什么不管怎么做都难以怀孕？

为什么生了孩子身体就大不如前了？

……

作为女人，你会有更多奇妙的生理体验，同时也将面临更多的烦恼。

都说女人如水，只因沾了水的灵性，女人便有了柔润如玉的肌肤，晶莹光亮的形体，含苞待放的性情，冰清玉洁的灵魂，温婉柔曼的情感。然而水是会变化的，一旦温度下降，就会失去其柔润之性，成为冰，冰冻的世界必然万物凋零。同样，如果身体温度下降，美丽与健康也将离我们远去。

花草树木需要依赖阳光才能生长，人体也不例外，普照生命的阳光，就是我们体内的阳气，从一个小小的细胞开始，这阳气将伴随我们一生，可以说阳气就是我们生命的动力。更好地使用阳气，让阳气长盛不衰，这就是健康、美丽的秘诀。

健康之道在于阴阳平衡。作为女性，身体本就属阴，再加上经、产、胎、带等各种生理活动，无时无刻不在消耗阳气；生活中不经意的习惯，如穿露肩装、露脐装、不穿袜子、喜吃冷饮等，也会让身体变寒凉，这就决定了女人的一生将需要更多的阳气来维持平衡，否则衰老的速度是很快的。不少女性生完孩子之后，很快就出现苍老之态，这与分娩丢失了大量气血，阳气极度耗损而未及时调养有极大的关系。

我们的身体本是一个奇妙的整体，她自有一套调整与适应的机制，只要我们顺应自然的规律，不刻意去伤害她，她就能时时处于健康的平衡状态。对于已经阳气耗损、健康失衡的人来说，找到耗损的原因，及时补足，也会很快回到健康的轨道上。

做女人不易，做健康美丽的女人更不易，但是，只要我们留意身体的点滴变化，审视自己的生活方式，就会发现诸多不曾察觉的问题正侵蚀着我们的健康。然后用一点点小改变，一个个小妙招去化解，就会让身体变得暖暖的，让健康常在，美丽常在。

编者

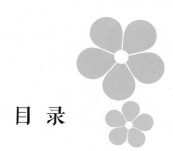

目 录

第五章　让身体快速温暖的小方法　　　　111

第六章　吃对了，身体就能时时暖和　　　　125

第七章 认识几个穴位，对身体大有好处 151

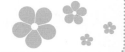

你的体寒有多重

什么是体寒

体寒就是体温低，是一种通俗的说法，如果从中医角度来解释，应该称作"虚寒"，简单说就是体质虚且寒。

中医探查病情，一般使用"八纲辨证"，即将病症归纳为"阴、阳、表、里、寒、热、虚、实"八类证候。如果虚和寒在一个人身上同时表现出来，那我们就说这个人有虚寒证。寒性体质的人本身就怕冷，再加上虚就更怕冷了。女性长期属于寒性体质，会影响到月经、生育等；男性长期属于寒性体质，会引发性功能障碍。

体寒症的典型表现就是手脚冰冷、腰背怕冷，或腰以下有冷感，而且害怕寒冷。无论是在夏天，还是在冬天，手脚都会像浸过冷水似的没有温度，尤其是在冬天，可能还会手脚发麻，通常来说，这也是体寒症最普遍的特征。

体寒的原因，一方面是由于身体本就是寒性体质，另一方面主要是不良生活习惯所致。虽然体寒算不上什么疾病，但如果长期体寒得不到纠正，就会引发多种疾病。寒为百病之源，寒会让身体阴阳失衡，久而久之，身体各脏腑器官都会受到影响，从而疾病缠身。此外，寒为阴邪，还很容易与其他外邪如湿等纠缠在一起，形成寒湿体质，对健康影响更大。

人的体质不是一成不变的，所以想要预防和摆脱体寒，也不是什么难事。只要平时生活中注意改变不良的饮食、生活习惯，经常运动，在细节上加以注意，很快就能将身体调理到平和状态。

看看你的身体有多寒

　　说到体寒，很多人都会认为就是怕冷，其实怕冷只是体寒明显的外在表现之一，寒证程度不同，所表现出来的症状也各不相同。下面列出了不同程度体寒的症状表现，你可以对照一下，看看自己体寒到了哪个程度。符合3项或以上，为相应程度的体寒。

轻度体寒

　　1.怕冷，手脚冰凉。

　　2.容易感冒，感冒恢复期长。

　　3.生理期经痛严重，腹部有垂坠感。

　　4.面色暗淡，无血色。

　　5.易疲劳，关节部位易酸痛。

　　6.睡眠质量差，睡眠浅。

中度体寒

　　1.口腔内易发炎，易长口疮（口腔溃疡）。

　　2.容易便秘，经常觉得肚子胀。

　　3.生理期紊乱，天冷时易延期或量少。

　　4.皮肤干燥易裂。

　　5.脚部血液循环差，总发凉，脚后跟易干裂。

　　6.喜吃水果、冰激凌等冷食。

重度体寒

　　1.尿频，尿液不易排出。

　　2.下半身水肿严重 。

　　3.睡一夜手脚还是冰冷。

　　4.活动后手脚仍发凉。

　　5.经常感到疲倦、四肢发酸，没有精神。

　　6.经常胃胀气。

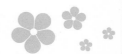

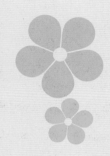

第一章
身体里的寒从哪里来

在古代，人缺衣少食，身体受寒是常有的事，现在生活条件大为改善，然而现代人的体寒依然普遍，尤其是女性，体寒更为常见。

有些寒我们能明显感受到，而更多的寒则不易察觉，如果我们不加重视，身体就会遭受伤害。想要预防和摆脱体寒，首先得弄清寒从哪里来。

女人天生易体寒

即使身处同样的环境，女性对寒冷的耐受往往要比男性差，有的女性即使是在炎热的夏天也常常感到身体发冷，空调房间更是不敢待，甚至吹吹风扇都会觉得浑身酸痛，骨缝发冷。其实这都是由于女性天生的体质造成的。

女性体质属阴，天生易怕冷

女人以血为本，血为阴，女人天生体质偏寒，对气候的变化相对敏感，而且容易四肢冰冷。阳气是身体的热源，各脏腑组织包括四肢的末梢，都需要阳气的温煦和推动。这就意味着女人对阳气的消耗相对较多，也更容易缺少阳气。

女人不仅有五脏六腑，还比男人多一脏——子宫。子宫作为女人的第六脏，维系着女人的美丽，给女人带来月经、怀孕、分娩等奇妙的体验，同时也带来痛经、月经不调、宫颈炎、盆腔炎等妇科疾病。女人每个月流失的血液和生理病痛，都会使身体里的阳气悄悄溜走，如果不及时补充，时间长了就会导致阳气不足。

阳气是什么

阳气就是藏在我们身体里的火，它温煦着我们的身体，为脏腑组织的运行提供动力，帮助我们抵御外邪的入侵。火力足的人精力充沛，身体强健；火力不足，身体就会变得虚弱，容易感冒、手脚发凉、经常怕冷。有些女性在夏天最热的时候还觉得身上冷，就是身体火力不足的表现。

阳气不足，寒就会乘虚而入

冬天的时候，很多人都喜欢晒太阳，感觉暖融融的，很舒服。其实，阳气就好像我们身体里的太阳，温暖着我们的身体和脏腑组织器官。身体因为有阳气的温暖，所以才得以制约入侵的寒气和积累在身体里的寒气，使其俯首称臣。但是，如果阳气虚弱了，原来受到制约的寒气就会趁机兴风作浪。再加上天气变凉、过多食用寒凉食物、穿衣不当、每个月"老朋友"来访流失一部分气血等因素，使阳气受损，寒相对偏盛，从而使依靠阳气温暖的身体出现寒的现象。

阳气不足的表现

女人阳气不足，最明显的表现是怕冷。经常四肢冰冷，晚上进被窝之后，冰凉的双脚半天也暖不过来。严重的还会觉得头痛、小腹发凉；上了年纪后还容易觉得膝盖和手关节发凉。所有这一切都是因为身体阳气不足，无法固卫身体，寒邪入侵而造成的。

失血会让身体产热不足

女性因为月经失血，会造成身体缺铁。缺铁会影响铁依赖酶，从而影响甲状腺的合成与代谢，甲状腺素具有生热的作用，可使人的基础代谢增高，皮肤血液循环加快，从而增加热量。缺铁则甲状腺素降低，产热少，所以人就会怕冷。

雌激素让热量更容易转化成脂肪

相对而言，胖的女性体内雌激素水平较高，在雌激素的作用下，身体的热量更多地被转化成了脂肪存储在皮下，此时热量的合成作用大于分解作用，摄入相同的热量，新陈代谢释放的会更少，所以即使有厚厚的脂肪，仍然会觉得冷。

运动少，循环不好

血液循环是保持身体温热的重要方式。通常情况下，女性对运动的兴趣远低于男性。不爱运动，全身循环就不会好，特别是局部还可能会出现循环障碍，从而导致肢体、特别是末端发冷。

小心，减肥减出体寒

合理、充足的营养是身体热量的来源，能帮助人体保持正常体温，为生命活动提供动力。很多女性为了身材苗条而节食，过度节食会导致营养摄入不足，最直接的后果就是基础体温下降，经常觉得冷。

减掉脂肪，也减掉了热量

如果你要减肥，那必定会只吃蔬菜、水果，这样的饮食会使摄入的脂肪和碳水化合物不足，而适量的脂肪具有保温和蓄积能量的作用，碳水化合物则是热量的主要来源。

的确，脂肪摄入过多可导致肥胖，碳水化合物过量也会转化成脂肪而导致肥胖，但如果摄入不足，身体没有足够的热量，各个脏腑器官就得不到热量支持。为了维护各个脏腑器官的正常功能，身体就不得不透支储存的阳气，时间长了就会导致身体阳气虚耗过度，出现寒证。

脏腑得不到足够的热量，正常功能会受到影响，尤其是脾、肾等运化寒湿的器官，一旦功能下降，很容易使寒湿困阻体内而导致各种不适。

瘦人脂肪未必少

身体的正常需求得不到满足的时候，大脑就会发出指令，分解身体的蛋白质和脂肪来供应大脑和身体其他组织。这也就是有的人节食之后迅速瘦下来的原因。但是，这种拆东墙补西墙的方法会严重损害身体健康。而且饿到一定程度，必须要吃饭的时候，脂肪就补回来了，但蛋白质却补不回来。所以有的人看起来瘦，但脂肪含量却跟胖人不相上下。

减肥药会大量消耗身体阳气

想减肥，又经不住美食的诱惑，许多人会选用减肥药，而且"吃了就能瘦"的确也让人怦然心动。然而，很多人虽然花了不少钱，但不仅起不到减肥的效果，还出现各种不适。这是怎么回事呢？其实，我们只要稍微分析一下减肥药的减肥原理就明白了。

常用的减肥药，多半都含有泻药成分。如果服用过量或时间过长，会出现腹痛、腹泻、恶心、呕吐等症状，严重的还会引起月经不调、心慌、脱水等症状。而且用减肥药减肥，容易形成依赖，一旦停用，不仅会加重便秘，形成习惯性便秘，还会出现失眠、心烦、焦虑等问题。

此外，泻下类减肥药大多数是寒性的，寒凉药物吃多了，身体当然也会变寒。

常见减肥药物所含成分对身体的伤害

麻黄素

有显著的兴奋中枢神经的作用，能加强身体热量消耗及脂肪分解，但若长期使用可影响心率，造成逆转反应，形成药物性鼻炎。

安非他明

安非他明是一种中枢神经兴奋剂，使用初期会使人特别兴奋，当身体产生抗药性后就会出现情绪不稳定、产生幻觉、睡眠出现障碍等，容易使人成瘾，严重的还会使人出现焦虑、沮丧、疲倦、嗜睡等症状，还可能使人暴饮暴食。

盐酸苯丙醇胺（PPA）

盐酸苯丙醇胺（PPA）具有抑制食欲的作用，但也容易引起过敏、心律失常、高血压、急性肾功能衰竭等严重不良反应。

番泻叶、大黄、芦荟等泻药

若服用过量或时间过长，会出现腹痛、腹泻、恶心、呕吐等症状。上瘾后一旦停用，不仅会加重便秘，还会出现失眠、心烦、焦虑等问题。

熬夜耗气血，寒气趁机入侵

如果你经常熬夜，一定会有这样的体会：一到凌晨三四点钟，脑子就不好使了，手脚冰凉，身体就像被掏空，有时感觉都站不住了。其实这都是气血耗损太过的缘故。熬夜最直接的危害是伤肝，同时会损失阳气，为寒气入侵敞开大门。

总熬夜的人，肝一定都不会好

熬夜带来的不仅仅是身体的疲惫，其背后还有对身体气血的巨大耗损。古人养生讲究顺天应时，日出而作，日落而息，因为身体的运行与天地的运行有某些相似之处，身体只有顺应了外界自然的变化才能健康，而熬夜是最伤身体的。

人之所以要睡觉休息，就是为了让耗损了一天的身体气血得到恢复和补充。中医认为，夜里23点到凌晨1点是肝经运行的时间，肝有两项重要的功能，一是造血，二是排毒，这个时段如果能处于沉睡的状态，肝的造血和排毒机制才会正常发挥，第二天早上起来人就会精气神饱满，如果睡眠不好或者是在熬夜中度过，第二天势必会精神萎靡、脸色差。这就是气血不足的直接反映。

身体垃圾排不出去，再加上气血不足，身体免疫力就会下降，一旦有寒湿邪气来犯，很容易就侵入身体了。

肝脏本就不好的人，如果再经常熬夜，对肝的损害就更大了。不用等到来日，很可能熬夜时就会出现肝区隐痛。这样的例子在生活中是很常见的。

熬夜伤阳气

日属阳，夜属阴，即白天阳气占主导，夜间阴气占主导，所以为了适应这种变化，夜晚应当收敛身体的阳气，最好的办法就是进入熟睡状态。如果熬夜的话，就得继续耗损身体阳气，那么阴气就更重了，阴生寒，所以经常熬夜的人身体阴寒就是情理之中的了。

子时觉养阳，阳气足不生寒

《黄帝内经·灵枢》中说："以一日分为四时，朝则为春，日中为夏，日入为秋，夜半为冬。"是说，一天就是一年的浓缩，晚上23时到凌晨3时相当于一年中的冬季。此时睡觉保护了我们体内的阳气，就能祛邪扶正，抵抗病邪。反之，如果我们不休息，那就相当于在和天地做拔河游戏，胜负显而易见，这会导致阳气受损，不仅会生寒，时间长了还会阴阳不调，百病丛生。

有句话说得好，"腾不出时间睡觉，就得抓紧时间吃药"。如果你是因工作太忙，习惯加夜班工作，那你可以选择早点睡，早点起来再做，这样既能充分养生，又不至于耽误工作，还可以达到事半功倍的效果。

如果偶尔非熬不可，也要学会降低熬夜对身体的伤害。最好的方法就是能在凌晨左右小睡一会，即使是30分钟，也能很好地恢复状态，头脑也会更加清醒。另外一点就是要多喝温水，因为熬夜伤津，多喝水则能补充损失的体液，也能让血液运行更顺畅，身体也能暖和起来。当然，如果你是为了上网、玩游戏、看电视而不早睡，那么因此伤了身体，就更不值了。

睡懒觉补不回来

有人会说了，我睡得晚，就多睡会儿，上午再起床不是一样吗？这就更错了，睡得太晚本来就伤阳气了，如果再睡懒觉，本该阳气上升的时候还在睡，那阳气就更升不起来了。就算再困，也要按时正常起床，然后在中午的时候睡个午觉，这才是一举两得的好方法。

久坐不动，身体就会变寒凉

久坐不动、运动少是现代人的通病，很多人工作一坐就是一整天，下了班又是以车代步，一天到晚根本没有运动的机会。缺乏运动，血液流通就会不畅，身体细胞、组织的代谢也会缓慢，局部的温度就会降低。

中医认为，"动则升阳"，运动可以产生阳气。如果白天上班久坐不动，下了班回到家又窝在沙发里看电视、玩手机，运动量太少，身体就没有新的阳气产生；而日常活动又会消耗阳气，时间长了，身体里的阳气自然也就变少了。正气伤则寒气来，人一旦阳虚，免疫力就会下降，容易生病。

《黄帝内经》中说："动作以避寒。"运动时，肌肉产生的热量比率会大幅度上升，身体短时间内就能获得较大的热量。而且体温高了，血管会变得较为柔软，血液能顺利地输送至全身各处。冬天冷的时候如果畏畏缩缩就会越来越冷；相反，如果是运动一下，就能一整天保持温暖，就是这个道理。

久坐不动的另一坏处是容易发胖，这种胖其实是水湿聚集导致的，更多的是脂肪而不是肌肉，虽然胖，但并不能起到御寒的作用。相反，如果是肌肉，就能有御寒的作用。因为肌肉的基础代谢量比脂肪多50%，增加肌肉不但可改善低体温，还可使身体变成不易发胖的体质。而肌肉的产生只有来自运动。

除了容易变寒性体质，久坐不动的危害还相当多。

● 久坐不动伤肠胃

长时间坐着不动，肠胃的蠕动会减缓，消化液的分泌也会减少，从而导致消化不良。而消化产生的垃圾也难以排出去，有害物在肠内聚集滞留，会形成便秘，使肠黏膜受到刺激，肠黏膜经常被刺激，很可能诱发癌变。

● 久坐不动伤心

我们的心脏掌控着全身的血脉，久坐不动，人体对心脏工作量的需求就会慢慢减少，时间长了，心脏的功能就会衰退，引起心肌萎缩，产生各种心血管疾病。尤其是本就有动脉硬化的人，坐久了还容易诱发心肌梗死和脑血栓形成。

● 久坐不动伤颈椎

因为长时间坐在那里，颈椎也是一直保持那个姿势，就会导致颈椎上的血液流通不顺畅，容易导致颈椎病。

● 长期久坐易患子宫内膜异位症

女性如果是在月经期间长时间坐着，月经不能顺畅地流出来，会导致经血逆流，长时积压就会变成肿块，进而引起巧克力囊肿，也就是子宫内膜异位症。这种囊肿虽然做手术可以清除，但还是容易复发。

● 长期久坐容易患上宫颈癌

长时间坐着，女性的盆腔容易充血，会导致附件和宫颈的血液循环不畅，而且长时间坐着阴部透气不好，这两方面的因素综合起来就比较容易发生感染，导致宫颈炎、宫颈糜烂、宫颈肥大、宫颈息肉等。

而且，宫颈自身不会感觉到疼痛，因为宫颈神经支配属于内脏神经系统，对疼痛不敏感，因此有了炎症等不适后，女性自身往往不能及时发现，容易忽视，等有了明显感觉，往往已经比较严重了。

其实久坐不动很多时候是坐着坐着就忘了起来动一动。要改掉久坐不动的坏习惯，其实也容易，对上班女性来说，不妨在电脑里或手上安装一个提示软件，每过1小时就提醒自己起来活动一下，喝杯水，做做伸展运动，既有助于阳气的产生，又放松了身体，缓解了身体的酸疼僵硬，还能使头脑清醒，工作起来更有效率。

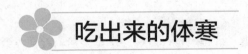

吃出来的体寒

饮食者，人之命脉。人类靠食物来维持生命，但同时，食物也是导致各种疾病的重要因素：饥饱无度、饮食寒凉、饮食不洁等，都会让身体遭受伤害。

饥饱无度，正气虚弱，寒邪乘虚而入

现代社会工作繁忙，顾不上吃饭是常有的事，等到抽出时间吃饭了，往往又会因为太饿而暴饮暴食，正是这样的不良饮食习惯，造成了我们身体的寒。

断食真相

现在流行断食，据说是能够让身体回归自然的状态，当然更吸引人的是能够减肥，不花钱就能减肥，而且很时尚，这听起来的确让人心动。然而，断食真的对身体有益吗，值得深思。

《黄帝内经》上说："故谷不入，半日则气衰，一日则气少矣。"古人认为，半天不吃饭，人的精气就会衰减，精气不够，正气就不足，所谓正气就是身体抵御外邪的能力。正气不足了，那些外邪，比如寒、湿等就会乘虚而入，导致疾病。虽然这是古人的理论，但从现代营养学角度来看，其科学性也是显而易见的。所以，觉得少吃一顿无所谓，省下一顿饭还能减肥的人，就不要自我安慰了。该吃饭的时候还是要吃的。

"饮食自倍，脾胃乃伤"

对于吃，古人总是有先见之明，同样是《黄帝内经》又说了："饮食自倍，脾胃乃伤。""饮食自倍"就是暴饮暴食，一时半会吃进大量的食物，脾胃肯定负担重、难消化，脾胃是气血的源头，脾胃受伤，气血不足，同样会造成身体内虚，寒邪趁机入侵。

饮食不洁，寒邪入侵

饮食不洁，就是食物被污染了或者腐败、变质了，这样的食物，吃了当然会导致肠胃出问题。我们平时吃了不洁净的食物，会发生呕吐、腹泻等问题，然后很长一段时间都会没食欲，实际上就是脾胃受到伤害，变得虚弱了。这种情况下，人也是虚弱的，一旦遭遇寒邪、病菌等，很难抵御。

当前食品污染堪忧，我们一方面是要尽可能选择安全、新鲜的食物，另一方面则要注意烹调方式，食物加热食用能大大降低安全风险，而且温热的食物也能让我们的肠胃更舒服。

寒凉食物吃多了，身体就会寒凉

很多时候寒邪是被我们直接吃进去的。比如经常吃生冷寒凉食物，就会伤及脾胃的阳气，导致寒湿内生，发生腹痛、泄泻等症状。尤其是在夏季，因为天气炎热，很多人贪凉，喜欢吃雪糕、冰激凌、冷饮等，虽然当时感觉凉爽了，但却忽视了吃进去的还有寒邪。很多人吃完之后很快就会出现腹痛、腹泻，就是寒邪伤身的直接表现。

当然，夏天也不是不可以吃寒凉食物，关键是要有个度，或者方法正确。大家可能都听过"冬吃萝卜，夏吃姜"的说法，因为夏天吃点姜可以温暖脏腑，杀菌除寒，尤其是对驱除过食寒凉食物导致的内寒很有益。

饮料方面，冰水解渴其实是错觉，不过是一时凉爽而已，最解渴的还是温开水。喝惯了饮料的人可能很难接受喝白开水，但为了健康，还是慢慢适应为好。

除了冷饮冷食，有些蔬菜水果也是性质寒凉，比如苦瓜、苦菜、绿豆等，不要过多食用。

 # 压力太大，也会导致体寒

现代社会，每个人或多或少都存在压力。作为女性，很多人既要在职场中承担工作的压力，又要在生活中承担女儿、妻子、母亲的职责。与日俱增的工作压力、越来越快的生活节奏，会使人精神高度紧张，无法放松下来。压力的背后是对身体健康的巨大透支，很多女性体寒，也跟这种压力有直接的关系。

压力会导致血流缓慢

压力过大会使肾上腺素分泌增加，使血管收缩。血管收缩血液运行就会受阻，长时间地紧张不能缓解，会导致全身血液不能顺畅运行，机体各组织的生理活动也会变得缓慢，从而使体温下降。长期的精神压力还会让人患上心脑血管疾病。

● 压力影响消化

压力会促使胃酸产生，导致食管痉挛、腹泻、刺激性肠炎、结肠痉挛。很多女性压力大时会暴饮暴食，吃完就可能感觉到胃灼热或泛酸，甚至恶心疼痛。压力还会影响消化道和肠道对营养物质的吸收，因此而发生便秘等问题。肠胃消化吸收不好，人体气血供应不足，抵抗病邪的能力必然下降，很容易就被寒证盯上。

● 压力让免疫力下降

人体的内分泌系统、中枢神经系统和免疫系统的活动都受心理活动的影响。当精神过度紧张时，这些系统的状态都会发生改变。这是人体为了适应压力而做出的自然反应。但是，如果长时间精神紧张，正常的内分泌系统和免疫系统功能就会遭到破坏。

内分泌失调最明显的表现就是出现皮肤问题，如痤疮、红疹、瘙痒等皮肤过敏症状，这些症状也称为"情绪性过敏"。因为精神紧张、情绪激动时，身体会释放大量的去甲肾上腺素、肾上腺素等，引起血管收缩、血压上升，进而产生大量自由基，这些自由基会攻击能释放过敏因子的肥大细胞，出现过敏症状。

免疫功能下降危害更大，研究也发现，压力越大，身体产生的抗体越少，受病毒感染的机会就越大，很多恶性疾病就是身体长期处于这样的状态而导致的。

积极的心态能减少压力

既然压力不可避免，那就要正面应对。保持积极的心态是击退压力的最有效办法，只要你稍做改变，就能让心情好起来。

比如，保持良好的坐姿，而不是歪歪斜斜地坐着，就能让你精神为之一变，还能预防颈椎腰椎问题；走路时注意挺胸抬头，也能让你每天精神十足，充满朝气和活力；充分利用接水、冲咖啡、发传真、复印材料的机会走动走动，也能让你身体舒展，头脑清醒；空闲之余谈谈休假计划，聊聊生活趣事，能缓解紧绷的神经，调整工作节奏，避免在工作中出现情绪化的表现；下班后，可以去做瑜伽或选择按摩，缓解身体疲劳，从而带来精神上的放松。

很多时候压力是自己造成的，比如目标太高远，短时间不能见成效，就会始终处于紧张状态。所以设定目标或规划时，应该循序渐进地追求阶段性目标，尽量在工作与生活之间寻找平衡，给自己留更多的空间、时间去感受生活中的美好。

减压食物来帮忙

压力造成的最直接后果就是容易导致胃肠功能紊乱，典型症状就是上火、便秘等。这些问题反过来又会让人生出坏情绪。

压力大的人，平时可以多吃富含膳食纤维的食物，如蔬菜、水果，以促进胃肠蠕动，帮助通便。水果中含有丰富的果胶，是非常好的减压食物，不妨在办公室多备一些。

穿得太少，寒气直入体内

在所有的寒邪侵体中，穿得少是最直接的原因。皮肤直接暴露在外，寒邪轻而易举就能进入身体，并通过经络游走全身，造成肌肉、关节疼痛，并影响脏腑组织的正常功能。

露腰装赶紧扔掉吧

宋代养生家蒲虔贯在《保生要录·论衣服门》中写道，"腰腹下至足胫欲得常温"。意思是说，不论什么时候，腰腹以下都要做好保暖。很多女性也都知道腹部不能受寒，冬天天冷的时候非常注意穿衣保暖，但天热的时候却忽略了，各种露腰装，怎么性感怎么穿，无形之中就为寒气进入人体打开了大门。

也许你会问了："天气那么热，怎么可能有寒气？"其实寒气并不是天气冷的时候才有，只是天热的时候阳气占了上风，寒气并不显得那么明显而已。

露腰装会让肚脐露在外面。肚脐在中医上叫做神阙穴，是身体最容易受凉的部位之一。寒气会通过肚脐侵入身体，损伤阳气，从而导致怕冷、手脚冰凉、月经不调、痛经等。

另外，腰部也是肾和女性胞宫所在位置，一旦肾气受损，全身都暖和不起来。胞宫受寒，各种女性疾病就会接踵而至，宫寒严重的还会导致不孕。

打底裤也挡不住寒气

冬天天气寒冷，很多人都穿得比较臃肿。如果穿上打底裤，加上裙子，再来双长靴，就能秀出好身材，大大增加回头率了。然而，这样的穿着虽然美丽，但也后患无穷，会让身体总处于寒冷包围中。

有人会说："我有打底裤，有靴子，不怕。"其实，打底裤虽然有一定的御寒作用，但打底裤很紧身，勒住股臀部，会影响气血流通。气血不通畅，身体就暖和不起来。而且受寒部位的皮肤还有可能因为寒气太重而导致皮下脂肪细胞缺氧，产生炎症，使人觉得干痒，甚至长出紫色的斑点。这种症状医学上称为寒冷性脂膜炎，就是俗称的"裙装病"。

再看长靴，因为膝关节要活动，所以长靴都不会高于膝盖，关节处本就肌肉薄弱，供血较少，御寒能力弱，风一吹寒气就直入肌理；而且这个部位有数条经络通过，经络受寒，寒气游走全身，各种疼痛都会随之而来。

上面说的这些，现在许多女孩子不以为然，是因为还没有遭受关节疾病的困扰；如果长期下去，到了疼痛缠身时，就悔之晚矣。

春风送暖，莫忘防寒

春天，对于女人来说，意味着寒冷的冬季要走了，是温暖的开始，又能穿上美丽的衣裳了。但是，春天往往是乍暖还寒，如果减衣太早，也容易使身体受到寒邪侵袭。

民间谚语说："二月休把棉衣撤，三月还有梨花雪""吃了端午粽，再把棉衣送"。意思是说，春天一会儿暖一会儿热的，冬衣先别急着藏起来，等过了端午节收起来也不迟。这其实就是提醒人们要春捂。

春捂虽是民间传统，但却是很有道理的。因为冬天寒冷，我们大部分时间都是在室内度过的，对外界的适应能力下降，难以抵挡初春忽冷忽热的天气。穿得少了，寒气很容易侵入人体，降低人体免疫力，容易引发感冒、咳嗽及各种心血管疾病。唐代医家孙思邈就说："春天不可薄衣，令人伤寒、霍乱，食不消，头痛。"所以不管你有多爱美，也要忍一忍，毕竟，捂得好，身体好，美丽才会长久。

身体5个部位最易受寒

中医上讲，"正气内存，邪不可干"，正气足了，外邪就不容易侵袭。但是人体的正气也有防御薄弱的部位，这些部位就成了外邪入侵的前沿。

与其等着寒气入侵以后再费尽心思驱除它，不如我们事先做好准备，从源头上切断寒气进入体内的通道。一般来讲，头部、背部、颈前部、脐腹部及足部是人体的薄弱地带，也是寒气入侵的主要部位。所以防寒首先要做好这些部位的防护。

● 寒邪来袭，头部首当其冲

头为诸阳之会，是身体阳气最足的地方，但头部经常暴露在外，所以阳气最容易从头部散发掉，这就像是热水瓶不盖塞子一样，不管水有多热，时间长了，也会凉。阳气丢失的过程也是寒气入侵的过程，所以天气转冷时，出门最好戴上帽子。

如果头部受寒，会出现骤痛的现象。这在冬季更容易发生，可以通过做头部按摩来缓解疼痛。（具体的方法详见本书第49页）

● 口鼻是寒邪入侵的通道

口鼻是食物和气体进入的通道，同时也是寒邪入侵的通道，寒气可以随饮食和呼吸进入肠胃和肺部。尤其是冬季，北方地区寒气隆盛，一定要戴上口罩再出门。

● 背部受寒，抵抗力骤降

中医认为背属阳，为阳脉之海，是督脉经络循行的之处，督脉总督人体一身的阳气。冬季里如果背部保暖不好，则风寒之邪极易从背部侵入人体，损伤阳气，使阴阳平衡遭到破坏。这种情况下，人体的免疫功能就会下降，抗病能力减弱，从而诱发许多疾病，或使原有病情加重或旧病复发。慢性腰腿痛、腰椎间盘突出、腰肌劳损等疾病很多时候都与腰部受寒有关。

● *脐腹部受寒，妇科疾病缠身*

脐腹部即肚脐上下部位，这也是许多年轻女性穿露脐装、低腰裤所暴露的部位。这个部位一旦受寒，极容易发生胃痛、消化不良、腹泻等疾病。这个部位皮肤血管分布较密，体表散热迅速，冷天暴露在外，腹腔内血管会立即收缩，甚至还会引起胃的强烈收缩而发生剧痛。很多人肚子一受凉就绞痛、腹泻，就是这个原因。

寒有凝滞的特性，从肚脐侵入后会迅速往下走，肚脐以下属于盆腔，中医称为胞宫，是女性生殖器官所在之处，这个部位受寒，月经不调、痛经等问题会很快显现，长期受寒严重的还可导致不孕。

● **寒从脚下起**

俗话说，寒从脚下起，脚对头而言属阴，阳气本就偏少，而双脚又是离心脏最远的部位，因此血液供应不足；长时间下垂，导致血液回流循环不畅；皮下脂肪层薄，保温性能就很差。脚部一旦受凉，便会通过神经的反射作用，引起上呼吸道血管黏膜收缩，血流量减少，抗病能力就随之下降，隐藏在鼻咽部的病毒、病菌乘机大量繁殖，使人发生感冒等病症。

足底有一个穴位叫做涌泉穴，是肾经的起始穴，涌泉的意思就是肾经的经气由此源源不断输送给全身。如果脚受寒了，肾经经络气血的运行必然不畅，整个下半身都会是冰凉的，全身也暖和不起来。

要想脚不受寒，冬季就要注意穿保暖的鞋袜，多走动，以促进脚部血液循环。

临睡前用热水洗脚后以手掌按摩涌泉穴5分钟，就能快速温暖双脚。将脚掌下扣，足心最低点凹陷中就是涌泉穴。（具体位置见本书第160页）

这些招寒的细节不可不防

除了前面提到的因素，以下因素也容易让身体受寒且容易被忽视，要引起注意。

夏季过度吹空调

夏天室外的气温很高，室内如果不开空调，也会闷热，所以很多人进入办公室或者回家后，第一件事就是开空调，还把室温调得很低。殊不知过低的室温直接导致室内寒湿之气过重，寒湿可通过皮肤毛孔、肚脐、头部、手脚等部位侵入身体，损耗阳气，降低人的免疫功能，诱发感冒。

天热出汗是身体应对外界环境的一种自然反应。适量出汗能使阳气外扩到身体表面，将津液输送给肌肤，从而保持机体内的阴阳平衡。长时间吹空调，低温会使人的皮肤毛孔开闭功能失常，影响正常的散热排泄功能，引起体内气血运行不畅。

水果、甜食代替正餐

很多女性喜欢吃水果和甜食，大部分水果性质寒凉，吃多了容易损伤阳气，如果用水果代替正餐，很容易损伤脾阳。脾脏主生血统血，脾阳可促进水谷的吸收、温煦四肢，脾阳虚弱，身体自然难以温暖。所以女性吃水果时尽量少吃凉性的，像梨、柚子等最好是加热了再吃，经期绝对不能生吃。可以多吃桃子、红枣、葡萄、樱桃、桂圆、荔枝等温热性的水果。

多吃甜食，最大的危害在于会造成脂肪堆积，脂肪堆积会造成血液循环受阻，体温自然就受到影响。而且甜食会降低人的抵抗力，抗寒御邪能力也会随之下降。

● 睡觉没盖好

很多人都有这样的经历：晚上睡觉没有盖好被子，早上起来浑身酸痛，甚至还会感冒。这就是寒邪伤体的表现。睡觉时尽量穿着睡衣，至少要穿一件背心，因为腹部和背部更容易受凉。

● 洗澡后没及时擦干

洗澡后，全身毛孔张开，如果不及时擦干，风一吹就会容易受凉感冒，特别是夏天还开着空调，更容易受寒。洗头后也要注意将头发擦干或吹干后再睡觉，否则湿气很容易进入身体，睡醒起来会感觉头重如裹。

● 盲目吃清火药

有的女性经常出现口腔溃疡、嘴唇干裂、口干、大便困难、失眠等症状，常常以为是上火了，就自己买清火药吃。这些症状其实不都是上火的表现，还有可能是阳气和阴液不足引起的。阳气不足可导致虚寒病症，阴液不足可产生虚热病症。上面所述的口腔溃疡等症状，就常由女性虚热体质引起。虚热也就是我们常说的阴虚内热。

服用清火药，如黄连上清丸、牛黄解毒丸等，在服药期间，虚火症状能得到缓解，因为清火药成分苦寒，能清肠胃实火，也有滋阴效果，对虚热有一定的抑制作用；但虚火是由阴液亏虚导致的，清火药只是治标并不治本，所以停药后很容易反弹，甚至加重虚火的症状。

另外，清火药多为寒凉药物，容易伤害阳气，特别容易伤脾阳。脾阳受损，会影响到脾的运化功能，使寒湿不能及时排出体外而停滞在体内。脾属土，容易受湿困，湿气困脾，又会影响到脾的功能，从而形成恶性循环。

● 其他

长时间坐石凳、金属凳子、地板上。

淋雨后不及时换衣服。

在家里或车上开窗睡觉，头面迎风。

睡觉时开着风扇或空调。

光脚在地上走。

常年喝绿茶。

反复流产等。

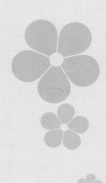

第二章
体寒的女人老得快

人体受寒后血管收缩，血液会发生凝固，造成瘀血、血栓；寒会造成各种关节疼痛；寒还会导致身体免疫力下降，更容易发生疾病……

对于女性来说，体寒首先会造成生理疼痛；长期体寒，肌肉、皮肤都会出现问题，容易加速衰老。

体寒的人，免疫力明显下降

体寒带给身体的影响，绝不仅仅是怕冷、疼痛，其深层的损害是很多人意识不到的，比如对免疫力的重创。

体寒，会让白细胞数量减少

我们身体的免疫力与血液循环有着直接的联系，因为血液中的白细胞具有免疫功能，正常情况下，白细胞会随着血液循环在我们的身体各处"巡逻"，一旦发现有异物入侵，比如身体受伤感染了细菌等，就会立刻处理掉，如果损伤较大，还会联系"后援部队"，即刻赶来共同对付。

你一定有这样的经历，就是身体受伤后，伤口处会发生肿胀。受伤时，细菌会成群结队地涌进伤口，进行破坏活动，这时人体血液内的无数个白细胞就立即集中到伤口处，把入侵的细菌团团包围起来，并杀死它们。这时的伤口就会红肿、发热，那正是白细胞和细菌奋战的缘故。而红肿的地方就是战场，脓液就是牺牲的白细胞和被杀死的细菌尸体。

但是，如果体寒，血液循环不顺畅，那么白细胞就很难及时赶到，就会让免疫力下降，这时细菌就会大肆前进，进入身体更深处，接下来人可能就要发热、生病了。所以，身体温暖，血液循环顺畅，才能让身体保持强大的免疫力。

体温下降，容易生癌

人体的理想体温是36.5~36.8℃，人体在这样的温度环境中才能正常进行各种化学反应和新陈代谢，保持生命和身体健康，体寒会造成体内循环无法正常进行，身体就会被各种疾病侵袭，得病后恢复得也慢。

科学研究发现，人的体温每低于正常体温1℃，免疫力就会下降37%，如果体温降到35℃，身体就可能成为癌细胞大量滋生的温床；相反，如果体温升高，则会抑制癌细胞的生长。日本国立预防卫生研究所，曾以子宫癌细胞为对象做过一个实验，得出的结论是：温度在39.6℃时，癌细胞大量死去，而这个温度，正常的细胞是不会受到伤害的。另外的一些事实也证明了，体温上升到比正常体温高1℃时，免疫力就会增强5~6倍。

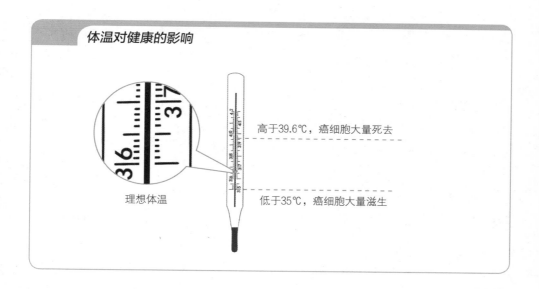

体温对健康的影响

高于39.6℃，癌细胞大量死去

理想体温

低于35℃，癌细胞大量滋生

发热是身体提高温度来增强免疫力的手段

感冒发热其实对身体是有好处的，人体发热是因为身体希望通过促进血液流动，提高身体中酶的活性来增强免疫力。

酶是我们身体内生化反应必需的催化剂，各种酶的最适宜温度是37~40℃，如果体温过低，其活性就会降低。所以如果感冒发热了，并不需要立即就给身体降温，可以泡泡脚、喝些热姜汤、洗个澡，好好睡一觉，让体内的酶充分发挥免疫作用，身体自己就能退烧。

体寒会让你食不甘味、夜不能眠

我们的胃是喜暖怕寒的，因为它没有脂肪的包裹，一受寒凉就会立刻有反应，比如吃了生冷的食物，很快就会出现收缩疼痛，长期饮食寒凉，还会形成老寒胃。

为什么会出现这种状况呢？因为寒凉的食物吃进胃里，会使胃也变得寒凉，低温会减缓肠胃的蠕动，从而降低其分解食物的能力，自然就会食欲下降、消化不良，还会造成腹胀、呕吐等。

如果是外界的寒气进入肠胃，也会引起一系列的不适反应。寒气首先会刺激食管、咽喉，这些部位的细菌就会趁着温度低抵抗力弱发生"暴乱"，产生局部炎症，咽喉不适，自然会影响进食的欲望。

本身寒气就重的人即使没吃寒凉的食物，肠胃也总是会感觉不舒服。有时即使感到饿了，也不想吃东西，勉强吃下去，也难以消化，所以这是很纠结和痛苦的。

除了饮食，体寒的人睡觉也是很痛苦的。尤其是冬天，被窝里总是热不起来，所以躺下很长时间也睡不着，即使勉强睡着了，因为睡着后身体循环减缓，阳气更弱，夜里也容易被冻醒。饮食和睡眠是女性健康美丽的基石，如果长期体寒而得不到纠正，女人是很易衰老的，所以一定要引起重视。

除了从根本上改变体质，对于食欲差、睡眠差的人来说，也有一些简单的方法来改善症状。一是完全放弃寒凉食物；二是注意调养脾胃，多吃温热的饮食，粥汤比较容易消化，又能提供热量和营养，可以常吃；三是自我按摩，睡前泡泡脚、按按足底，既能暖和身体，又可安神助眠。

体寒的人易疲劳

疲劳对于现代人来说，似乎已经成了常态。疲劳一方面确实是由于太过忙碌，缺乏休息，另一方面也与我们身体的寒有很大关系。

体寒使血液供应不足

体寒的人食欲会下降，脾胃没有足够的食物来消化，血液供应就会出现短缺，血液少，通过血液才能被运送到全身各处的氧气必然也会减少，身体各器官就会因缺氧而运行缓慢。如肌肉缺氧会导致浑身软弱无力，大脑缺氧则会令人困倦不堪。

体寒使体内垃圾堆积

我们知道，体温下降，体内血液循环就会变慢，那么代谢产生的废物就无法及时排出去。这些垃圾堆积在身体里，会造成代谢紊乱，阻碍气血正常运行，破坏脏腑之间的协调，从而使身体产生疲劳感。比如身体里的乳酸，如果堆积过多，就会导致肌肉的张力下降，这时候就会明显感到肌肉酸痛、疲劳。

除了疲劳，体寒还会造成其他一些精神疾病，比如抑郁。研究发现，抑郁症患者在气温和体温较低的上午状态较差，而从下午到傍晚，随着气温和体温的上升，病情也会有所好转。

上火不断，也是体寒在作怪

寒对人体的影响不仅在于寒凉，还有火。很多人明明体内有寒，但反映出来却是燥热；还有些人总是长疮长痘，中医诊断会说是寒湿重，即寒湿生火。

寒湿勾结，会让人上火

为什么身体内寒，却感到燥热呢？《黄帝内经》里说："今夫热病者，皆伤寒之类也……人之伤于寒也，则为病热。"这里指出了寒为热病之因。若寒邪过盛，身体内表现出的就是热症、热病，也就是说这些火实际上是由寒引起的。

为什么寒重反而会引起火呢？因为，身体内的寒重造成的直接后果就是伤肾，引起肾阳不足、肾气虚，造成各脏器功能下降，血液亏虚。肾在中医的五行中属水，水是灌溉、滋润全身的，当人体水不足时，就如大地缺水一样，身体会干燥。

我们身体内的脏器也是一样，每个脏器的工作都需要水的支持，如果缺少了水的滋润，就易生热。最典型的是肝脏，肝脏属木，最需要水的浇灌，而一旦缺水，肝燥、肝火就非常明显。

寒生的火是虚火

肝火的表现是心烦气躁、失眠、乳房胀痛、头晕目眩。很多人出现了这样的症状就会忙着清肝泻火，这样做是错误的。因为这个火是虚火，虚火是不能清的，也清不掉，因为它不是真正的火，清的话反而会损耗肝的阳气，使寒更加严重。正确的方法是除寒。

什么是虚火呢？虚火也称为阴虚火旺，所谓阴虚火旺，并不是指真的上火了，而是阴被消耗掉了，阳就相对比较多，致使身体出现反复口腔溃疡等一系列虚火的不适症状。体有寒湿者，所生的火都是虚火。

与虚火相对的是实火，也称为阳亢，就是身体的阴维持在正常值不变，而阳上升了，这时候身体会出现牙龈肿痛等症状，就是实火的表现。

过分贪凉也会上火

夏天温度高，人体的毛孔处于舒张状态，身体需要散发体内的阳气才能保持阴阳平衡，但如果过度贪图凉爽，出汗后立即喝冷饮、吃寒凉的食物，可使毛孔收缩，影响阳气的外散和上扬，把阳气锁闭在身体里，使人出现上火的症状。这种火也不是身体里的实火，而是虚火。

很多人以为上火了吃点寒冷的食物，或者吃点清火药能降火，实际上恰恰相反，这样做只会加重身体里的寒气和上火症状。

上火的类型及表现

虚火

- 经常口腔溃疡、牙痛、咽痛、口干口渴
- 五心烦热（双手心，双脚心、胸口合称五心），睡觉时手和脚总是不自觉地伸到被子外面
- 失眠烦躁，难以入睡
- 脸上长痘，嘴唇干燥起皮
- 眼睛干涩或视物模糊
- 午后颧部发红，眩晕、耳鸣

实火

- 口干口渴，喜喝冷水
- 便秘，口臭，脸上长痘
- 容易出汗，脾气大，爱发火
- 脚臭
- 眼睛红肿，牙龈肿痛
- 小便黄赤、大便秘结

女人体寒先变丑

女人以血为本，因为女性的月经、胎孕、产育以及哺乳等生理特点皆易耗损血液，所以女性机体相对地容易处于血分不足的状态。

对于女人来说，血比什么都重要，血足才能使面色红润靓丽、经血正常、精神旺盛。若不善于养血，就容易出现面色萎黄无华、唇甲苍白、头晕眼花、倦怠乏力、发枯肢麻、经血量少、经期延迟等状况。长期气血不足，还容易出现皱纹早生、头发早白、更年期提前等早衰状况。

造成我们身体气血亏虚的因素，除了营养跟不上，生血不足，另一个重要原因就是寒，因为寒有凝滞的特性，体寒则血瘀，血瘀则气血运行不畅，就会出现上面所说的各种血虚症状。

体寒的女人面色差

生活中，我们可以看到一些女孩子，脸色特别白，眼睛的巩膜也白得发蓝，晶莹清澈，干净漂亮，显得很美，真是"面如敷粉、目似秋波"，然而这种美并不健康，其背后很可能是存在贫血，而且很多存在中度甚至重度贫血。

血液是红色的，面色发白显然是颜面五官的血液供应不足。血虚的人，面色淡白而缺少光泽，有的是面色黄白如鸡皮状，面容憔悴，毛发枯萎。大多数血虚是由出血引起的，也有的是因为过度劳神损伤心血，但我们这里讲的体寒绝对是不可忽视的一个因素。

体寒让人皱纹早生

气血不足，是皱纹产生的一个重要因素。女子以血为本，以气为用，面部的皮肤靠气血滋养，气血不足，气血对面部肌肤的滋养不够，就会致使皮肤暗黄松弛，容易产生皱纹。

对于气血不足所致的皱纹，还得从源头解决，那就是让气血充盈并通畅。《圣济总录》中就说："驻颜当以益气血为先。"如果是体寒造成的气血不足，就要以祛寒暖身为主，同时要注意饮食，调理好脏腑，让气血的生成源源不断。

头发早白也是体寒的表现

中医上说："发为肝之余，肾之华"，头发变白是肝血肾气衰落的表现，老年人生白发属自然生理现象，然而如果年纪轻轻就白发丛生，甚至出现大量脱落，就要警惕整个身体的气血出了问题。

身体虚寒的人往往形容枯槁，头发也稀疏。头发的生长速度跟肝血息息相关，体寒的人肝血的生成是不足的，所以头发就会长得慢，易干枯、变白。

体寒会让更年期提前

一般来说，女性进入更年期的时间大概在50岁左右。更年期女性卵巢功能逐渐衰退前，激素分泌会先出现异常，如不注意保养，衰老速度会越来越快。然而，现在也有不少女性三四十岁就开始呈现更年期迹象。生活节奏快、工作压力大、频繁流产、体寒气血亏虚等都是造成这种后果的重要因素。

体寒会造成更年期提前，更年期的女性也会格外怕冷，还会伴有腰痛、夜尿频、尿少、胸闷、气短、睡眠不好、性冷淡等症状，医学上称为冷感症。这种冷，反过来又会阻碍气血的生成和运行，让身体衰老加速。所以我们看到，很多不注意调理和保养的女性，一过了更年期就会老态尽显。

寒气从不独来独往

　　自然界的邪气从来都不是各自为政的，它们往往相互交织、纠缠，让病因和病情变得更为复杂。跟寒相伴的常有湿、瘀等，另外，寒与虚也经常狼狈为奸，危害身体。

寒湿交织，百病由生

　　中医常常将寒湿同提，是由于寒邪与湿邪常相附相生，病情交织。古代医家更偏重于论治寒邪，张仲景在《伤寒杂病论》中对于寒邪有详细的论述，他将很多疾病都归因于寒邪入侵。在他生活的那个时代，人们忍饥受冻，疾病自然是以寒邪为主。不过随着生活环境的改变，如今单纯的伤寒已经很少见了，多是寒邪与湿邪交织。这种寒与湿交织会在人体内形成一股浊重之气，严重阻碍人体气机，从而成为各种疾病的源头。

寒湿会导致心脑血管疾病

　　因为寒湿会影响脾的运化功能，脂肪的生成与转输受到影响，就会聚集成痰，从而导致高脂血症、动脉粥样硬化等心脑血管疾病。

痰湿者更容易患癌症

　　我国古代医家提出"百病多由痰作祟"。中医认为痰湿日久便会形成肿块，所以说，癌症的形成，也与痰湿脱不了关系。临床上也发现，癌症患者很大一部分属于痰湿体质。痰湿蕴结在体内，会使脏器失去正常的运行规律，导致水湿代谢失常，这些代谢产物及毒素不能排出体外，遍布人体经络和脏器中，久而久之便会导致癌症。

外感寒湿伤关节

　　外感寒湿邪气，气血运行受阻，往往就会发生以关节、筋骨疼痛为常见症的证候。疼痛部位越多，时间越长，代表体内寒湿越重。

寒则生瘀

中医常说，人体气血，得温则行，遇寒则凝。寒气侵入身体后，会导致气血运行出现障碍，甚至瘀滞，很多女性受凉后出现痛经的现象，就是这个原因。此外，像头痛、关节痛、腰腿痛等疼痛问题，很多时候也是气血瘀滞导致的。

气血瘀滞的表现不仅在于疼痛，其危害还表现在多种慢性病上。比如冠心病，冠心病的发病机理在于气血瘀滞，闭阻胸阳、气血运行不通畅。再如心肌梗死，因为血瘀，心脏无力鼓动气血正常循环。关节炎上面说过了，寒湿所致居多，其实也是瘀，风寒借湿邪黏着、胶固之性，造成经络壅塞，气血运行不畅，就造成了血瘀，瘀则不通，不通则痛，同时，血瘀又引起气滞，所以关节处就会出现肿胀、疼痛，乃至变形。

虚寒不分家

一些月经延后的女性，如果去看中医，中医往往会说是身体虚寒造成的。虚寒也是导致很多其他身体疾病的重要原因。虚寒就是虚和寒同时存在的情况，正气虚弱，寒气就会趁机入侵，纠缠在一起。

生活中，脾胃虚寒的人是很常见的，表现出来就是容易疲劳、食欲缺乏、泛吐清水、大便溏薄等。时间长了，还会引发慢性胃炎、消化系统溃疡等疾病。

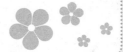

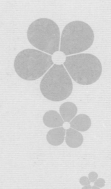

第三章
身体的疼痛多半与寒有关

　　造成身体疼痛的原因各种各样，除了外伤、疾病所致，很大一部分就是受寒引起的。因为寒可致经脉气血不通，不通就会引起疼痛。比如女性生理期疼痛、身体关节的疼痛等，都跟寒有直接的关系。

头痛，也许只是身体受寒了

头痛本身不是一种病，只是一种自觉症状。引起头痛的原因非常多，比如各种外感风邪，以及身体的各种疾病等。有的人冬天吹了冷风头就会剧痛，这种由受寒导致的头痛称为风寒头痛。主要是因为寒邪入侵经络，经络气机受阻不通造成的。从西医来看，是因为风寒低温造成了肌肉、血管的收缩，从而造成肌紧张性头痛、头部神经痛。

寒袭头痛的表现

受寒邪导致的头痛，疼痛一般较急，通常没有什么征兆而直接进入头痛发作期。这种头痛的区域主要集中在前额、太阳穴部位，经常会牵连颈项部伴有拘紧感。如果在头痛未愈的情况下，再遇风寒，疼痛会进一步加重。

寒袭头痛，也会发生在夏季

很多人觉得，寒邪引起头痛都是天冷的时候才会有，其实不然，很多这类头痛恰恰发生在夏季。为什么呢？因为冬天寒冷，我们都知道要穿棉衣戴帽子，而到了夏天，对身体阳气的保护就疏忽大意了。吹空调，吃冷饮，寒邪不知不觉间就袭入头部，所以我们看到，办公室内的人员头痛是很普遍的。当然了，这另一方面也是因为空调室内空气比较污浊的缘故。

还有一种比较常见的受寒情况，就是迎风纳凉，当风而卧。休息的时候，我们身体的阳气处于闭藏状态，阳气"下班了"，阴气就占了上风。这时候稍微来点风，就很容易侵入身体，造成身体受寒了。很多人纳着凉就睡着了，等到冻醒了才想到钻进被窝睡觉，之后就会出现头痛如劈的情况，或者是早上起来头痛欲裂。

祛寒止痛小偏方

葱豉汤

【组成】连须葱白5根，淡豆豉50粒。

【用法】水煎热服。

【主治】风寒头痛。症见头痛时作时止，痛连项背，恶风畏寒，遇风尤剧。

葱姜茶

【组成】连须葱头7个，生姜12克。

【用法】水煎温服。

【主治】风寒头痛。症状如上。

生姜贴

【组成】生姜1块。

【用法】将生姜煨热，切成4片，分贴于前额及两侧太阳穴，以胶布固定。

【主治】风寒头痛。症状如上。

风池穴祛风止痛很管用

风池穴顾名思义就是风邪易侵袭之所，位于项部，枕骨之下，胸锁乳突肌与斜方肌上端之间的凹陷处。风池穴所在部位，裸露在外，最容易受到风邪的侵扰，风邪积蓄不去，就会造成头痛。按揉这个穴位，能够缓解由于风寒内侵、肝风内动导致的头痛，对春季高血压头痛也有很好的缓解作用。

在风池穴下面，后发际正中之上1寸处还有个穴位叫做风府穴，对缓解头风头痛也很有效，可以一起按摩。有条件的，可以用艾灸，祛寒止痛效果更好。

风池穴
在枕骨之下，胸锁乳突肌与斜方肌上端之间的凹陷处。

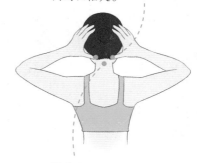

风府穴
在后发际正中之上1寸。

身体一受寒，胃痛、腹泻就来了

很多女性一到秋季就会出现胃痛、腹泻的问题。有时候是因为吃了冷饮、凉菜，更多的时候则是天气的变化使胃着凉了。

胃是喜温畏寒的，胃受寒，胃痛、腹泻等问题就会随之而来。如果是有胃病的人，受了寒凉刺激之后也会引发或加重疼痛。

寒致胃痛的特点

受寒所致的胃痛有个特点，就是空腹时出现疼痛，如果吃点饭，或者是喝点热水，疼痛就会得到缓解。而且疼痛的时候触摸腹部会感觉较凉，如果拿热水袋捂一下，或者用手按揉，能够减轻疼痛。

胃痛腹泻不要立即止泻

胃受寒后，除了疼痛，还会伴有腹泻的症状。很多人一腹泻就想着吃止泻药，其实，腹泻是身体的一种自我保护的应激反应，腹泻其实就是肠胃蠕动在加快，肠道加速蠕动，同时将肠内因为寒凉而未能及时消化的食物，以及大量的水分一起排出体外，以此来升高肠胃的温度。此外，肠胃寒凉，细菌也会随之繁殖，腹泻也是对肠道有害菌群的一次清理。如果草草止泻，肠胃寒凉就得不到缓解。

胃容易受寒腹泻的人先要止痛，其次是调理。止痛最有效的方法莫过于热敷，中医上讲"寒则温之"，用热水袋暖胃可起到立竿见影的效果。

饮食方面，要避免寒凉食物，也不要吃红薯、芋头等淀粉含量高、难以消化的食物。多吃些温热的粥汤。

暖胃止痛，生姜、胡椒、肉桂比药片好

止胃痛没必要非得吃药，止痛药多半都是麻醉一下局部，起不了根本作用，生活中一些常见的食物反倒有很好的温胃止痛作用，如生姜、胡椒、肉桂等。

生姜

生姜味辛，性微温，具有发汗解表、温中止呕、温肺止咳的作用。中医常用于脾胃虚寒、食欲减退、恶心呕吐、感冒风寒等的治疗。可以用生姜和红糖搭配治胃痛：将生姜切片，加红糖适量煮5分钟，趁热喝下。红糖性温，能"温而补之，温而通之，温而散之"，所以这款茶暖胃效果非常好。

要注意的是，姜糖茶虽然可以暖胃但也不要喝太多，否则会刺激胃。胃受凉有呕吐现象的时候，也可以切一片生姜，含在嘴里，可有效防止呕吐。

淮山薤姜粥

【原料】淮山药100克，生姜20克，薤白30克，粳米50克，盐少许。

【做法】1.将山药洗净，去皮切段；生姜、薤白洗净切段。

2.将山药、生姜、薤白加水煮沸，放入洗净的粳米，大火煮沸后改小火煮成粥。注意频繁搅动，以免糊锅。最后调入少许盐即可食用。

【功效】淮山药补中益气、暖脾健胃，还有很好的收敛作用；生姜温中除寒、止呕；薤白温中止泻。这道粥对调理胃寒腹泻有很好的效果。

胡椒

胡椒味辛，性热，入胃、大肠经，可以温中、下气、化痰、止痛。《日华子本草》中说它能调五脏、止心腹冷痛。心腹冷痛，就是胃肠受凉引发的各种疼痛。所以胡椒是很好的温胃散寒药。取红枣6枚去核，每个红枣内放白胡椒2粒，隔水蒸10分钟后食用，每日2次，胃冷痛的症状就会很快缓解。

用红枣是因为红枣味甘性温，入脾、胃经，有补中益气的功效。因此，红枣配伍胡椒，治疗虚寒性胃痛效果非常好，而且不会有不良反应。

椒橘猪肚汤

【原料】胡椒5克，生姜10克，橘皮5克，猪肚100克，盐少许。

【做法】1.猪肚洗净，切成粗条，放入凉水中煮沸后捞出洗净。

2.将猪肚、胡椒、生姜、橘皮一起放入砂锅中，加水小火炖煮1小时，加少许盐调味即可食用。

【功效】猪肚温中益气、健脾，是常用的暖胃健脾食物；胡椒温中散寒、化湿通痹、止痛；生姜温中止呕；橘皮理气和胃、降气止呕。所以这道汤有很好的暖胃散寒止呕功效，适用于胃寒腹痛、呕吐、腹泻等症。脾胃不好的人经常食用，还能起到健脾、增强食欲的作用。

肉桂

肉桂是一味很好的中药，具有补元阳、暖脾胃、除积冷、通血脉的功效。对畏寒怕冷、四肢手脚发凉、胃寒冷痛、食欲不振、呕吐清水、腹部隐痛喜暖、肠鸣泄泻有很好的改善作用。

肉桂也特别适合女性产后腹痛、月经期间小腹发凉冷痛以及寒性闭经者。但是上火的人和孕妇最好不要用。

要注意的是，肉桂和我们平时当调料用的桂皮是不一样的。桂皮和肉桂同属樟树科，桂皮比肉桂薄且粗糙，颜色也深。虽然桂皮和肉桂香味相似，也都能作调料，但桂皮比肉桂香味更淡，在甘甜中夹带着苦涩，肉桂的香气浓厚、味甜微辛。功效也不一样，桂皮虽然也有开胃进食、温中散寒的功效，但温阳效果不如肉桂，一般也不用来入药。

暖胃益气粥

【原料】粳米50克，肉桂粉20克，党参20克，红糖15克。

【做法】1.将粳米、党参洗净，放入砂锅，加水适量，同煮成粥。

2.加入红糖搅匀，继续煮2分钟，然后撒入肉桂粉，搅匀即可食用。

【功效】粳米可补养脾胃，适合脾肾虚寒的人食用；党参有补气、健运脾胃的功效；肉桂暖脾胃、除积冷。这道粥可补中益气、暖胃散寒止痛。

艾灸中脘穴

中脘穴是胃脘所对应的体表位置，人体六腑的精气在此汇集，所以这个穴位对沟通脾胃有重要作用。畏寒的人脾胃气血不足，适当艾灸此穴，可以补脾胃气血。

中脘穴位于肚脐直上4寸，胸骨下端和肚脐连线中点处。点燃艾灸条对准穴位灸10分钟左右，一般当天就能见效。每天1次，连灸10天能增强脾胃功能。

艾灸神阙穴

神阙穴就是肚脐，有培元固本、回阳救逆的功效。此穴位置特殊，是中医所称下焦的枢纽，又邻近胃与大小肠，所以能健脾胃、理肠止泻、缓解腹痛。

寒性胃痛、腹泻时，可用手掌轻轻按摩神阙穴，或毛巾热敷后再按摩。也可艾灸10~15分钟。灸至局部温热舒适，每日1次。常灸也可提高人体免疫力。

中脘穴
在肚脐直上4寸
（四横指宽）。

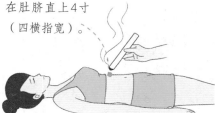

神阙穴
在肚脐中央。

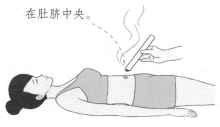

冷了、热了，都会让你月经不调

月经也称"月信"，"信"是讲信用的意思，但是很多女性的月经却经常"不讲信用"，不按日期来。这就是月经不调。

血寒、血热都会让月经不调

女人以血为本，月经不调，归根到底都是身体里的血出了问题。血出问题，大致可分为血热和血寒两种。

血热，是指热入血中，血行加速。血热多由邪热入血所致，也可由情志郁结化火而导致。女性血热，一般来说会出现月经习惯性提前，手脚发热的症状。这类女性是比较怕热的，但千万不能因此而少穿衣服或者饮食寒凉，因为这种热并非身体阳气过足导致，而是热邪所致。

月经提前还有一个重要原因，就是气虚。因为气有摄血的作用，气虚导致冲任二脉失养，失去了调节和固摄的功能，经血运行就会紊乱而妄行，所以会导致月经提前。气虚的原因又多是寒邪伤阳气，所以，也需要补气补阳。

血寒就是身体里的寒气较大，影响了血的运行。当身体受寒时，机体的血管，尤其是盆腔内的血管会过度收缩，血液流动就受到影响，排出的经血自然就会减少，排不出来的经血当然就凝滞在子宫里，所以这类月经不调，调理之后经常会排出凝固的血块。现在很多女性长时间坐着工作，盆腔血液本就流动不畅，再一受寒，就更容易发生月经不调的问题了。

血寒引起的月经不调，特点是经期总是延后，同时还会有手脚冰凉的现象。

月经提前，艾灸足三里穴、脾俞穴

月经提前，指的是月经提前7天以上来潮，而且并非偶然，连续持续2个周期以上。对于月经提前，艾灸足三里穴、脾俞穴很有效果，因为这两个穴位能起到补气益血的作用，只要气不虚了，月经也就恢复正常了。

穴位位置

足三里穴在外膝眼下3寸。取穴的时候站立，把同侧的手掌张开，围住膝盖骨上外缘，四指直指向下，食指按在胫骨上，中指尖所指之处就是足三里穴。足三里穴是胃经的合穴，合穴能调和气血，具有补虚强壮的特殊功能。

脾俞穴是健脾的首选穴位，在背部第11胸椎棘突下旁开1.5寸（食指和中指并拢，中指第二节横纹处的宽度）。脾是后天之本，气血生化之源，艾灸脾俞穴能增强脾的功能，补中益气，助消化。

艾灸方法

艾灸足三里穴时取坐位，自己艾灸，同时请家人帮忙艾灸脾俞穴。每个穴位艾灸10~15分钟。

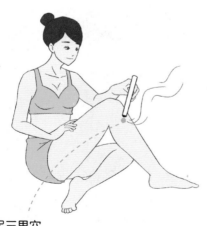

足三里穴
在外膝眼下3寸。

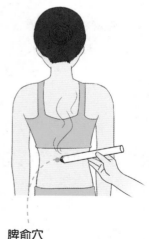

脾俞穴
在第11胸椎棘突
下，旁开1.5寸。

月经推迟，用当归羊肉汤调理

月经推迟，即月经周期延长，迟迟不来。身体虚寒的女性，因为寒气在体内占了上风，所以阳气的力量就被削弱了。阳气不足就会导致经络气血运行不畅，气血虚少，血海不能按时满溢，故而出现月经推迟的现象。

月经推迟一般伴有月经颜色淡、小腹冷痛、腰酸无力、面色苍白等现象。调养的关键在于温中补虚、行气补血。在这方面，当归生姜羊肉汤的调养效果是非常不错的。这道药膳，历代医家使用甚多，主要用于妇女子宫寒冷、久不受孕、体质虚损、月经量少色淡、头晕耳鸣、小腹有冷感、性欲淡漠等。

当归羊肉汤中，当归行气活血，黄芪、党参补中益气，羊肉温中散寒，红枣补脾益气、养血补血，搭配食用，能有效改善子宫虚寒、气血不足的状况。

> **当归羊肉汤**
>
> 【原料】羊肉500克，红枣10枚，当归15克，黄芪、党参各10克，生姜5片，盐适量。
>
> 【做法】1. 羊肉洗净，切大块，冷水下锅，煮尽血水，捞起冲净。
>
> 2. 红枣、当归、黄芪、党参用水冲去表面灰尘。
>
> 3. 把羊肉、红枣、当归、黄芪、党参、姜片一起放入砂锅中，倒入适量水，大火煮沸后转小火炖2个小时，加盐调味即成。

月经量过多，喝黄芪乌鸡汤

单次月经的总血量一般为30~60毫升，如果月经期间血量明显增加，超过80毫升，但又能在月经期（3~5 天）结束时自然停止，这就属于月经量过多。

出现月经量过多，多是由寒气损耗阳气，引起气虚，气不摄血而导致的，调养的根本在于补气。

肾为气之根，脾为气之源，所以补气重在补脾益肾。可以适当多食用人参、山药、莲子、红枣、黄豆、薏米、胡萝卜、香菇、鸡肉、牛肉、乌鸡、黄芪、党参、黑豆等具有滋补脾肾功效的食物或中药。

黄芪乌鸡汤

【原料】乌鸡1只，黄芪15克，枸杞子20克，红枣8枚，姜、盐各适量。

【做法】1. 乌鸡去内脏，洗净，冷水下锅，煮尽血水，捞出冲净。

2. 生姜洗净，切片；黄芪、枸杞子、红枣洗净。

3. 将乌鸡放入砂锅中，加入黄芪、枸杞子、红枣、生姜，大火煮沸后转小火炖2个小时，加盐调味即成。

黄芪、红枣具有补脾益气的作用，枸杞子滋补肾气，乌鸡补铁补血。气虚常和血虚相伴相生，气虚到一定程度必然引起血虚。这道汤气血同补，既能改善气虚状态，又能补充月经量过多而流失的血液。

四物汤，女性调经养血第一方

对于月经不调，很多中医都青睐"四物汤"。四物汤是名医朱丹溪创制，有"妇科养血第一方"之称，有补血和血、养肝调经的作用。我们看香港很多明星在说到保养秘诀的时候，都会提到四物汤，可惜内地的女性还没有重视起来。

四物汤的组成很简单，由当归、川芎、白芍和熟地黄四味中药组成。当归补血活血、调经止痛，熟地黄滋阴补血、益精填髓，白芍养血柔肝，川芎行气止痛。月经不调的女性，不管是提前还是延后，都可以服用，能起到很好的改善作用。

四物汤

【组成】熟地黄12克，当归10克，白芍12克，川芎8克。

【用法】以上中药用清水冲洗干净，加水600毫升，煎至200毫升，取汁，早晚空腹饮用。若嫌苦，可加适量黑糖调味。

月经不调有可能是妇科病的前兆

月经是女性健康的晴雨表，月经失调有可能是身体某个环节出现问题的征兆。

例如：

· 黄体功能不全、慢性盆腔炎等都有可能导致月经提前。

· 卵巢功能失常，或者内分泌失调，如泌乳素过高、甲状腺素过高或过低等可导致月经推迟。

· 生殖系统炎症、肿瘤、子宫内膜异位症、子宫内膜出血、功能失调性子宫出血等，可能导致月经量过多。

· 盆腔炎可导致月经量过少。

所以，当月经出现异常，并伴有其他不适症状时，一定要引起重视，尽快就医。

 # 痛经，是身体想要暖一暖

每月一次的月经是女性特有的生理现象，它伴随着每个女人进入青春期，度过漫长的生育期，直到进入更年期。然而在这个过程中痛经也如影随形，特别是未婚女性，痛经比例是很高的，一不小心就会跳出来折腾一番。痛经虽不会致命，可它带来的痛苦，很多女性都是深有体会的。

痛经是因为气血不通

女子以血为本，以气为用。女性气血调和，月经就会顺畅；气血失和，经行不畅，就会出现痛经。

影响气血调和的因素多种多样，比如情绪变化、环境变化、饮食不当，等等。其中身体受寒是很重要的一点。很多女孩子发生痛经，都与来月经之前吃冷饮或者身体着凉有着密切的关系。

因此保暖是预防痛经很重要的一个方面。即使是夏天，也不要衣着太清凉，尤其是不要穿露脐装、露腰装。因为腰部是女性子宫所在的部位，正是女人最怕冷又最易受寒的地方。炎炎夏日，吃点冷饮也不是不可以，但一定要有度，而且，月经前几天以及整个经期最好不要沾。

痛经不治，可能造成不孕

痛经不光是经期疼痛，其危害还很深远。医学研究发现，不孕症中伴有痛经者占56%，并且发现痛经一旦消除，患者也随即受孕。由此可见，痛经与不孕的关系确实是非常密切的。古人也有所谓"种子先调经，经调孕自成"的观点，就是说调理好了月经，才能顺利受孕。所以对待痛经不能仅仅是止痛，要找到根源，彻底杜绝其发生。对于病理性痛经，要及时诊疗；受寒引起的痛经，只要注意从饮食、起居等方面加以调理，大多数都能很快恢复正常。

温阳食物助你祛寒止痛

既然痛经根源在于寒，那么饮食上就宜多吃温阳祛寒的食物，如羊肉、牛肉、韭菜、核桃、鸡肉、鳝鱼、艾叶等。在做菜的时候可多放一些葱、生姜、蒜、小茴香等辛温的佐料。有一个很好用的暖身、止痛方，就是艾叶生姜红糖水，有无痛经的女性，平时都可以经常饮用。

艾叶生姜红糖水

【原料】艾叶30 克，生姜1 小块，红糖适量。

【做法】 1. 艾叶用清水冲净灰尘；生姜洗净，切片。

2. 将艾叶、生姜放入锅中，加入3 碗水，小火煎至2 碗水，去渣，加红糖略煮即成。

掐按合谷穴，止痛安全又快速

很多女孩子在每次来月经时会服用止痛药。用药之后痛是止住了，但如果长时间用药止痛，容易造成神经系统功能紊乱、记忆力降低、失眠等不良后果。有些药，如非那西丁和醋氨酚一类的止痛药，已被美国科学家证实有诱发膀胱癌的危险。切不可痛急乱用药，图一时之快。

其实，在我们的身体上就有"止痛药"，那就是合谷穴。合谷穴在我们的手背，第1、第2掌骨间，第2掌骨桡侧（拇指一侧）的中点处。两手交握，虎口相对，一手拇指指间横纹压在虎口上，屈指，拇指尖正对处就是合谷穴。

如果感到痛经难忍，就用右手拇指掐按左手合谷穴，力度由轻渐重，以感觉疼痛为止。保持掐按动作1~2 分钟，如果止痛效果不明显，则接着用左手掐按右手合谷穴，通常掐按一两次之后就能取得明显的止痛效果。

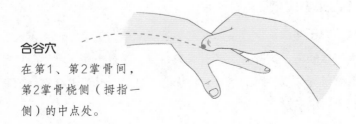

合谷穴

在第1、第2掌骨间，第2掌骨桡侧（拇指一侧）的中点处。

受寒和生闷气会导致乳腺增生

乳腺增生是女性最常见的乳房疾病，从临床来看，发病率呈逐年上升的趋势，据调查，70%～80%的女性都有不同程度的乳腺增生，25～45岁的女性最容易患乳腺增生，而且年龄也越来越低龄化。这个比例确实很高，不过很多时候增生并不明显，甚至自己也没有注意到，所以并没引起大家的特别注意。

乳腺增生的主要原因是内分泌失调，造成内分泌失调的原因也是多种多样的。比如负面情绪，以及熬夜、睡眠不足等因素，都会改变人体的内环境，造成内分泌失调，引发和加重乳腺增生。一些身体疾病也有可能对内分泌造成一定的影响。这里我们还要强调一种因素，那就是体寒。

乳腺增生的人多半体寒

中医认为，乳腺增生主要是因为气血瘀阻、痰湿凝滞。气血运行不畅，瘀阻在乳房部位，不能及时得到改善，渐渐就会出现乳房胀满的情况，继而发展成为胀痛，最后形成肿块，也就是乳腺增生。当然，中医上是没有乳腺增生这个词的，一般称为"乳癖"。

造成气血不畅的原因，追究起来，很多时候都会指向体寒。我们知道，冬天的时候，天气寒冷，水会结成冰，同样地，身体里面有了寒气，身体内的水（包括气血津液）也会凝滞，人的乳腺血管是非常细小的，在局部的分布也非常丰富，一旦气血流通不畅，自然就容易出现淤滞不通，乳房疼痛就是这样来的。

另外，女性体质普遍偏于虚寒，气血流通本就不易顺畅，再遭遇体寒，就更容易出现瘀积阻滞，有乳腺增生的人，这个时候增生和胀痛会更加严重。

温中散寒最好的方法就是饮食和运动。运动一方面能让身体变得温暖，同时也会让人情绪舒畅。从临床上看，乳腺增生的女性大多都有气郁的情况，经常运动，对预防和解除气郁是很有帮助的。

情绪问题也会导致乳腺增生

人体的肝经正好经过乳房部位，如果肝经出现异常，就会影响乳房健康。平时经常生气的女性会发现，生气过后乳房容易疼痛，还会发生胸闷的情况。因为生气会影响到肝脏，使疏泄失调，影响气机的疏通。如果气血在乳房处瘀滞，不但会发生乳房疼痛、胸闷，时间长了，肝郁化火，痰郁互结，乳房内还会出现肿块。

保持良好的情绪，一是要学会控制自己情绪，二是可以多吃些具有疏肝理气作用的食物，常见的如陈皮、玫瑰、白萝卜、山楂等。经常喝花茶对舒缓情绪很有帮助。下面推荐两款通络理气小药方。

香附路路通蜜饮

取香附20克，路路通30克，郁金10克，金橘叶15克。以上药材洗净，放入砂锅中，加适量水，煎煮30分钟，去渣取汁，待药汁晾温后调入蜂蜜30毫升搅匀。分成2份，上午、下午各服1次，连服7天。

香橼粉

取香橼30克，研成细粉，装入瓶中。每次取5克，用适量黄酒加温开水调匀送服。每天服2次，连服7~10天。

除了情绪，其他因素也可能导致或加重乳腺增生，要注意预防。如女性高龄生育、不育或有过流产经历；夫妻生活不和谐；过度食用高脂肪、高热量、富含雌激素的食物；以及错误的穿衣方式，如长期佩戴过紧的胸罩、穿过紧的内衣等。

预防和缓解乳腺增生的乳房按摩法

　　按摩具有理气活血的作用，正确的乳房按摩有助于疏通局部气血，活血化瘀，消除增生肿块。

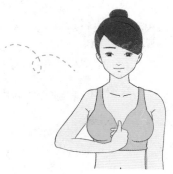

1. 端坐在凳子上，食指、中指并拢，点
   按膻中穴2~3 分钟，力度以感觉局部
   有酸胀感为宜。膻中穴在两乳头连线
   的中点（女性应稍往上一点），是治
   疗乳腺问题的重要穴位。另外，膻中
   穴是八会穴中的气会，能够促进气血
   流动，还能通乳，所以既能治疗乳汁
   不足、缺乳，又能治疗乳腺增生、急
   性乳腺炎等常见乳腺疾病。

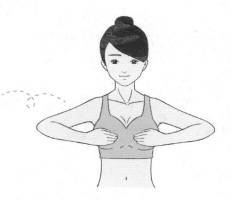

2. 双手五指并拢，从乳房两侧轻轻向乳
   头方向推摩50次。

3. 用手掌的小鱼际在疼痛明显处轻轻按
   揉，每次3~5分钟，直至疼痛缓解。

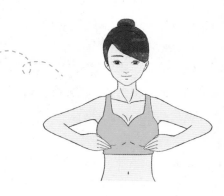

4. 用双手中指指腹分别按摩两侧乳根穴
   3~5分钟。乳根穴在乳头直下，乳房的
   根部。按摩这个穴位，可通乳化瘀、
   行气止痛。

　　需要注意的是，确定是乳腺增生才可
按摩，若是乳腺癌，按摩则可能加快癌细
胞转移，使病情恶化。

乳房触诊，及早发现增生

乳腺增生位于乳房上，由于此处乳腺组织较多，如果症状不明显或者增生不大，一般不容易被发现。所以定期检查是很有必要的。当然，乳腺检查也没必要去医院，自己在家就能进行。具体方法如下：

1.看

面对镜子双手下垂，仔细观察乳房两边是否大小对称，有无不正常突起，皮肤及乳头是否有凹陷或湿疹。

2.触

右手上举至头部后侧，用左手指腹轻压右侧乳房，由乳头开始沿顺时针方向做环状检查，至全部乳房检查完为止，感觉是否有硬块。用同样方法检查左侧乳房。

3.躺

平躺下来，右肩下放一个枕头，将右手弯曲至头下，仍然用触的方法检查右边乳房。再用同样方法检查左侧乳房。

4.拧

除了乳房，还要检查腋下有无淋巴肿大，最后再以拇指和食指压拧乳头，注意有无异常分泌物。

以上检查，需要定期进行，一般每月1次就行。自查最佳时间应选择在月经过后或两次月经中间，此时乳房比较松软，无胀痛，容易发现异常；已绝经的女性可选择每月固定的时间进行。

自查中如发现异常或与以往不同体征时应及时到医院就诊。特别是40岁以上的女性，如果有乳腺增生，应该每年去医院做一次专科检查，必要时做B超、红外线乳透或钼靶照相检查。

乳腺增生与乳腺癌

乳腺增生呈肿块状，很多女性一听到肿块，就很担心，会联想到乳腺癌，其实乳腺增生和乳腺癌之间是有很大区别的。

乳腺增生常会同时或相继在两侧乳房发现多个大小不等、界限不清的结节，可被推动。乳腺癌的肿块多为单发结节，边缘不规则，多数质地较硬，常与皮肤粘连，不能推动。

另外要注意的是，女性乳房是凹凸不平的，许多女性自己摸到的肿块只不过是正常乳腺凸起的区域。在每次月经到来前，这些肿块会变得更加明显也更容易触及，这并不属于乳腺增生，不必担心。

寒和湿会引起白带异常

白带是子宫的分泌物，是衡量子宫健康的标准之一，正常的白带量少，颜色呈白色，带黏性，无异味。如果白带出现了异常，例如发黄、夹带血丝、呈现乳白色豆腐渣样、发出恶臭等，说明子宫或者是生殖系统出现了问题。如阴道炎、宫颈炎症、盆腔炎、卵巢疾病、妇科肿瘤等妇科病，最初表现出来的就是白带异常。

体寒湿滞，就会白带异常

在中医上，白带异常称为带下，认为多是由脾失健运、水湿下注所致。人吃进食物，经过脾的加工，成为营养物质而被运送到全身各处，精华部分会被吸收而给身体带来动力，糟粕则会被排出体外。同时，身体内的水湿也需要靠脾来运化推动，如果身体受寒，脾阳受损，脾的运化功能就会失常，身体里的水湿便会停滞，无法正常运行或者排出体外。水湿留在身体里，如果伤及任脉和带脉，便会产生带下的问题。

扁豆止带煎专治脾虚带下

对于体寒，水湿下注而导致的带下，平时要注意多吃一些具有温阳、健脾、利湿作用的食物，如山药、扁豆、莲子、豇豆、芡实等。葱、蒜、姜、辣椒、酒等虽然有温阳作用，但刺激性较大，会加重湿邪，要避免食用。

治疗白带，中医上面有个很出名的方子，叫做扁豆止带煎，专门用来治疗脾虚带下。脾虚型带下的主要表现是：白带颜色呈白色或淡黄色，质地黏稠，没有臭味，分泌量明显增多，同时伴有面色苍白、手脚冰凉、精神疲倦等情况。

扁豆止带煎

【原料】 白扁豆30克，淮山药30克，红糖适量。

【做法】 白扁豆用清水浸透，去掉外皮，同淮山药放入砂锅中，加3碗水，煎至2碗，加红糖调味。每天服用2次。

用好带脉，能调经止带

带脉在人体的腰部围一圈，是一条横向的经脉，就好像一条绳子将所有的经脉系在一起，所以称为带脉。双手握空拳，掌心向内沿带脉推搓，每天早晚各1次，每次3~5分钟，可温通血脉、祛湿散寒，对肾阳虚、脾气虚导致的带下症有很好的调理作用。

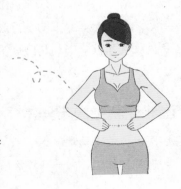

关节冷痛是被寒气困住了

一般来说，像关节炎、关节冷痛之类的关节疾病，都是老年人容易得的。但如今，很多年轻人尤其是女性也常常出现这种问题，究其原因，还是与保暖不够，受了寒有关。特别是夏天一整天坐在空调室内，冬天又喜欢穿打底裤配裙子，膝关节尤其容易受寒。

寒随风入，导致关节疼痛

中医上说："风为百病之长，且善行而变。"风邪是外感致病的重要因素，而且有游走窜行的特性，其他的致病因素，比如寒邪、湿邪都可依附于风而侵入人体，并随之走窜，导致各种疾病。寒邪侵入后可导致经脉气血阻滞不通，继而引起疼痛，除了外伤，大多数关节疼痛都与此相关。

寒对关节的影响还有其他的方式：当身体受到寒冷的刺激时，会引起某些细胞组织受到损伤，就可能引起周围活体组织的对抗防御，从而出现肿痛现象，这就是西医上所说的无菌性炎症。

寒导致的内分泌紊乱也会引发关节痛

寒除了直接影响经络使气血不通，导致关节问题，还会通过其他系统间接对关节形成损伤。身体受寒会引起内分泌失调，内分泌紊乱，关节功能就会受到影响，出现关节肿痛等问题。怀孕的女性一般就很少发生关节疾病，这与孕期内分泌旺盛是有关系的。

热敷是最简单的驱寒方式

对于受寒引起的关节疼痛，最简单的方法就是热敷，温热量很快舒缓痉挛的血管和肌肉组织，起到活血通络的作用。一般热水袋就能起作用，如果想要效果更好，还可以用中药做成热敷包。

热敷包选用的药材以温经散寒、祛湿行痹为主。下面介绍一种。

取干姜5克，肉桂、吴茱萸、花椒、丁香、独活、羌活、香加皮各10克，磨成粉，以便使其药效在加热后能充分释出，然后取粗盐适量，混合后放进材质柔软的二层棉布袋中。

使用前可先用微波炉稍微加热一下，然后手持中药包在关节附近滚揉，以膝关节感到微微发热为宜，然后以松紧带把中药包固定在膝关节上。待凉后再加热换上，每天热敷两三次即可。

揉膝，让膝盖很舒服

热敷是借用外物的温暖来去除关节寒冷，我们也可以运用自身的力量来驱寒。效果好又简便易行的方法就是按摩。按摩不仅能解痉镇痛，还可能促进血液的循环，同时，按摩产生的热量也能使局部血管舒张，从而起到缓解疼痛、畅通经络气血的作用。下面介绍一个按摩膝关节的方法：

按摩方法

取坐位，脚跟并拢，双膝微屈，两手分别轻按于髌骨上，双手虎口相对，快速揉搓膝关节，由内向外、由外向内各30次。然后找到疼痛点，用拇指按揉一两分钟，直至疼痛有所缓解。

颈椎难受，可不只是因为坐的时间长了

很多人都有颈椎僵痛难受的情况，现在大家普遍低头看手机，时间一长，颈椎活动受限是难免的。颈椎难受只是一种警示，如果不改变生活方式，慢慢地就会发展成为颈椎病。

很多人对颈椎病的概念就是，长时间保持一个姿势不动，肌肉僵硬，保护力变差，颈椎发生变形所致。其实导致颈椎病的，还有一个重要因素，就是风、寒、湿。外界环境的风寒湿等因素可以降低机体对疼痛的耐受力，可使肌肉痉挛、小血管收缩、淋巴回流减慢、软组织血循环障碍，继之产生无菌性炎症。

颈椎经常暴露在外面，更容易受到风寒湿邪的侵袭。特别是总保持一个姿势不动，气血运行就会缓慢，这个时候如果再遇风寒湿邪，就更容易被入侵了。

预防颈椎病，首先要保暖

保暖不够是引发颈椎病的重要因素。一般来说，颈椎出现酸痛僵硬不适，多发生在冬季。所以到了秋冬季节，如果天气较为寒冷，要避免穿过于低领的衣服，外出时最好要戴上围巾，晚上还可以用热水袋在颈部外敷。

颈椎不好的人，睡觉起来脖子会非常难受，这有两个方面的原因。一是被子没盖好，颈肩受凉了。所以睡觉的时候务必要穿上睡衣，不要让颈肩部露在外面。二是姿势不对。一般来说，侧卧睡觉时头很容易处于前倾状态，也就是不自觉地低着头，这种姿势保持一夜，第二天肯定是非常难受的。所以颈椎不好的人，睡觉时最好仰卧。

简单热敷方

对颈椎做热敷能迅速改善疼痛，对改善颈椎、颈肩肌肉功能也有帮助。敷料可以选用小茴香和粗粒盐，小茴香有散寒力气止痛的作用，能改善局部血液循环，同时缓解肌肉痉挛；盐有吸附寒湿的作用。

热敷方法

取小茴香20克，粗粒盐200克，装入棉布袋中，封口，放入微波炉中加热3分钟，取出待温度适合后，放于颈肩部热敷约30分钟，每天热敷1次。

头颈小动作，改善颈部血液循环

对于一坐一整天的上班族来说，不妨抽空做做小动作，就能让颈肩肌肉放松，颈椎得到休息：闭上眼睛，身体放松，将头尽量后仰，保持5秒钟，然后低头使下巴尽量抵到胸前，停止5秒钟后抬起头，再缓慢做圆周运动。

这个动作站着或坐着都可以进行，抬头、低头和转头的时候能使颈背肌肉拉紧和放松，改善头颈部位的血液循环，预防颈椎病。

选好枕头，让颈椎放松

无论颈椎有没有问题，选择一个合适的枕头都是非常重要的，毕竟我们的一生有1/3的时间都是在睡眠中度过的。睡得好才能身体好，对于有颈椎问题的人来说，枕头的选择更要挑剔一些。

颈椎病患者的枕头高度以9~10厘米为宜，具体尺寸要根据每个人的生理特征，尤其是颈部生理弧度而定。一个简单的办法就是，枕头的高度可以和使用者握拳、手侧立起来的高度一样。肩宽体胖者枕头可略高一些，瘦小的人则可稍低些。习惯侧睡的人，枕头的高度应以压缩后与自己的一侧肩宽高度一致为宜。

第四章
身体温暖，女人才能如花般绽放

　　女人千万不要让自己冷，因为冷意味着身体里寒气重，而寒气具有冷缩、凝滞的特点，会让女人气血运行不畅、手脚冰凉、气色不佳、脸上长斑，还容易痛经、月经不调，甚至不孕。只有做个"暖女人"，才能从内而外地绽放美丽。

手脚冰凉，是典型的阳虚症状

手脚冰凉最容易发生于冬季，这个比较容易理解，因为天气寒冷，人体血管收缩、血液回流能力就会减弱，使得手脚，特别是指尖部分血液循环不畅，也就是神经末梢循环不良而导致手脚总感觉冰凉。一般情况下，脑力劳动者要比体力劳动者更易出现手脚冰凉。这种手脚冰冷，中医叫"四逆"。四，就是四肢的末端；逆，就是厥冷的意思。《红楼梦》第九十五回，写元春之死："每日起居劳乏，时发痰疾。因前日侍宴回宫，偶沾寒气，勾起旧病。不料此回甚属利害，竟至痰气壅塞，四肢厥冷。"可见寒气对身体的危害是相当大的。

不过，如果穿得很厚了，但还是感觉冷，那很可能就是身体出现了阳虚的症状。阳虚的人怕冷就不分季节了，有的甚至在夏天也会感觉浑身凉飕飕的。这种经常长期的手脚冰凉，中医上称为冷寒症，认为这是气虚、气滞、阳气不足的反映。

女性如果身体虚弱，在经期、孕期和产期等特殊生理时期，更容易发生手足冰冷的情况。如果不做好预防和调理，会导致精神不佳，进而浑身都会出现畏寒的反应，严重的还可引起下肢的静脉曲张。

另外，中医学上还有一种症状叫做血枯，相当于我们现在常说的贫血，贫血也会造成身体怕冷，因为血少，血液循环受影响了。这种情况唯有补血方能解决；如果是血液瘀阻造成的血枯，就要用破瘀生新的治疗方法，破除瘀血生出新血，就是我们常听说的活血化瘀。

导致手脚冰凉的因素还有很多，以上只是常见的几种。如果你长期手脚冰凉，那就要及时请医生诊断，切不可以为是小事。

运动是改善手脚冰凉的最好方法

早晨是一天的开始，不要总留恋温暖的被窝，振奋一下精神起床，然后好好地运动一下身体吧。早晨起来运动身体，能使全身肌肉彻底放松并舒展开来，防止由于全身僵硬导致的怕冷。人体经过一晚上的睡眠，往往处于血液循环不畅的状态，因此适当地运动放松身体很重要。运动一下，不仅能防止怕冷的情况，还能提高一天的效率。

不想做特别的运动，那就走走路吧，近距离的路程尽可能步行，也能让你的身体很快温暖起来。

三餐缺了哪一顿都不好

按时进餐是改善身体畏冷的关键，饮食吃饭就是为身体补充能量。吃好早餐，身体才能有充足的能量。午餐也不可凑合，要保证能量，高热量的午餐能够补充上午的身体消耗，并为下午的工作提供动力；午饭不但要吃得饱，而且要准时。晚餐应有意识地选择一些温热性的食物，汤粥之类的最好。

水分的补给也是非常重要的，水分能够帮助身体排出废物，还能使血液循环畅通，每天要保证2升的水分摄入。

试试深呼吸

长时间坐着，下肢后面受到压迫，会觉得四肢发凉发麻，这个时候，一定要赶快起来运动一下。如果不方便活动，至少要站起来，试试深呼吸，也就是腹式呼吸法。将手放在胸部，吸气的时候吸到底，然后慢慢呼出，这种深呼吸能把氧气输送到体内的各个部分，促使血液循环。

如果能活动一下，绷绷腿，伸伸手臂，或者伸个懒腰也不错。在座位上就能轻松进行，工作间隙做一做，还有助于解除疲劳。

吃对食物，告别冷美人

怕冷的人首先应重视饮食品种的调整，给身体加一把火。天冷时常吃些羊肉、牛肉等有温肾壮阳作用的食物以及虾米、核桃等，对提高御寒能力很有帮助。

红枣淮山卤牛肉

【原料】淮山药30克，红枣8个，党参、桂圆肉各20克，黄芪10克（中药店有售），牛腱子肉400克，生姜3片。

【做法】1.各药材洗净，稍浸泡。牛腱子肉洗净，整块放进冷水中，中火煮至水沸，血水排出后取出洗净，切成条。

2.将所有原料（盐除外）一起放进砂锅内，加入3000毫升（约12碗）水，大火煮沸后转小火煮3个小时，调入适量盐即可。

【功效】牛肉富含蛋白质、碳水化合物和脂肪，可益肾壮阳、温中暖下、补气活血。能使身体代谢加快，内分泌功能增强，从而达到御寒的效果。红枣、党参、桂圆可补气养血，气血畅通就能从根本上缓解手脚冰凉。

羊肉萝卜汤

【原料】羊肉200克，白萝卜100克，枸杞子10克，花椒10颗，大料1颗，料酒、盐、葱、姜各适量。

【做法】1.羊肉切块，用水泡1小时，泡出血水后捞出备用；葱、姜、大料、花椒用纱布包包成料包；白萝卜切成块；把羊肉放冷水锅里焯水后捞出。

2.羊肉入汤锅煮开，撇去浮沫，加入料包，转小火，煮1个小时至肉烂。

3.加入盐和萝卜继续煮30分钟，再加入枸杞子煮5分钟即可。

【功效】羊肉有补气益血、滋养肝脏、改善血液循环的功效，常吃可提升气色、滋润肌肤。同时，羊肉肉质细嫩，容易消化，高蛋白、低脂肪，可收到进补和防寒的双重效果。

睡前泡泡脚，一整夜都不冷

睡前用热水浸泡手、脚，不但能促进血管末梢的循环，还有帮助睡眠的作用。用一个较深的木桶装入热水，加一些米酒和几片姜，用来泡脚，对改善女性怕冷很有效果。但泡完脚后要立即擦干，然后穿上棉袜保温，睡觉时也可穿着。

泡完脚后，还可以做做足部按摩，用手掌的鱼际或掌根揉搓整个足底，然后用拇指和食指捏揉每根脚趾，这样脚就会感到温暖了。按摩的时候加点乳液或婴儿油，既能促进血液循环又可柔嫩手脚皮肤。

重点按揉至阴穴和涌泉穴。至阴穴位于足部第5趾趾甲根外侧，涌泉穴则在足底中央靠近脚趾跟，将脚趾全部弯曲时，在脚底所形成的人字形皱纹的中央处。按涌泉穴要稍微用些力，略有痛感才好。感觉有暖流从足底向小腿上升，这就是激发了肾经的阳气。泡脚和按摩的过程中可能会出汗，所以要先准备点温水，频频饮用。

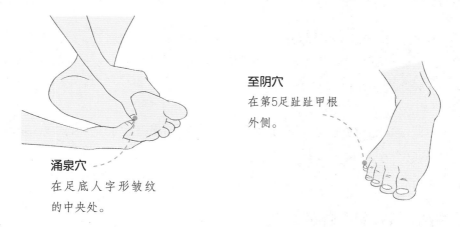

至阴穴
在第5足趾趾甲根
外侧。

涌泉穴
在足底人字形皱纹
的中央处。

饮酒并不能缓解手足冰凉

很多人冷的时候就想喝点酒来御寒，饮酒御寒其实是一个误区。因为酒本身产生的热量极少，饮酒后全身有发热的感觉，是酒精扩张血管、散发人体原有热量的结果。酒劲过去，机体贮存的大量热量散发到了体外，御寒能力反而下降，往往会使人浑身起鸡皮疙瘩，这就是人们常说的酒后寒。

面色苍白，光补血没用，还要温暖

健康人的面色微黄，略带红润，稍有光泽，中医称之为"常色"。但我们发现，身边很多女性经常面色苍白，尤其是天气寒冷时，常常脸上、嘴唇一点儿血色都没有，整个人给人的感觉就是难以接近的冷，还经常伴有手脚冰凉、全身怕冷等症状。这些症状，实际上是跟体内阳虚寒盛有关，可以说是寒证的表现。

阳气具有温煦、推动的作用，气血有荣养人体各脏腑、器官组织的作用，而气血的顺畅运行有赖于阳气的充足。如果阳虚，气血就得不到足够的动力，运行受阻，不能荣养于面部，脸色看起来就显得苍白。

而阳气最大的敌人就是寒邪。女孩子喜欢吃冷饮，经常穿露脐装、露背装，冬天穿衣过少，这些都可导致寒气侵体而耗损阳气。肾为先天之本，主一身阳气，所以，面色苍白的女性要特别注意温阳补肾。

另一方面，即使阳气充足，然而无血可运（血虚），也不能有充足的气血濡养皮肤，所以面色苍白的女性也要注意补血。

用自然的阳气补足身体的阳气

太阳是大自然赋予我们的最天然的阳气，经常晒太阳有很好的温阳祛寒作用，可改善面色苍白、手脚冰凉、怕冷等寒证。

不过，晒太阳并不是简单地在太阳底下暴晒，而是要有目的地晒。头为诸阳之首，是阳气汇聚的地方，晒太阳时一定要晒到头顶。人体腹为阴，背为阳，晒太阳时后背是必须要晒到的，这样就能激发身体阳气，使身体气血通畅。

晒太阳的时间要根据季节进行调整。夏季宜在早上8点左右、下午5点左右晒太阳，一定要避开上午11点至下午3点紫外线最强的时间段，以免中暑。初春、深秋、冬季时则宜在阳光正好的中午12点至下午2点晒太阳。仲春、初秋时节，可在上午9点左右不冷不热时晒太阳。

一盘小菜的大功效

食物不仅仅能为我们提供营养，吃对了，也能起到治病疗疾的作用。对于面色苍白、身体怕冷的人来说，韭菜就是很好的温补阳气的食物，能补肝肾不足、补阳祛寒。韭菜与核桃则是绝妙的搭配，不光是面色苍白者，精神萎靡、腰膝冷痛、尿频及肺虚久咳的人，都可以常食。

核桃仁炒韭菜

【原料】核桃仁3颗，韭菜1小把，盐适量。

【做法】1.韭菜去掉老叶，洗净，切段；核桃仁瓣成小块。

2.在锅内放少许油，下入核桃仁，用小火炒熟后盛出备用。

3.锅内加少许油烧热，下韭菜爆炒至软，加入核桃仁、盐炒匀即可。

面色苍白的人，平时要忌吃寒凉食物，如冰镇饮料、冰激凌、凉菜等。寒性的蔬果，如黄瓜、苦瓜、西瓜等，也要少吃，否则会耗损肾阳。

肉桂粉、茴香粉可不仅是调味品

生活中不少调料也是温阳补肾的良方，如肉桂和茴香。肉桂甘辛大热，具有补元阳、暖脾胃、通血脉、散寒气等功用，中医上常用来治疗阳虚怕冷、手脚冰凉、面色苍白、食欲不振、腰膝冷痛等症。茴香性温，味辛、甘，有温阳祛寒的功效。经常面色苍白，尤其冬天遇寒嘴唇就没有血色的人，做菜时适当加一些肉桂粉、茴香粉，能温阳补肾、疏通气血，让身体暖起来，面色变得更红润。

桂圆、荔枝是补血佳品，爱美的女人要常备

　　上面主要说了温肾，下面来说说补血。补血的食物也有很多，桂圆、荔枝就是不错的选择。桂圆有补心脾、益气血的功效，而且它性温，对阳虚的女性来说是再适合不过的食补之物了。荔枝性温，《玉楸药解》说它"暖补脾精，温滋肝血"，阳虚又兼气血不足、面色苍白、月经过少的女性可以经常吃。

桂圆姜枣煲瘦肉

　　【原料】猪瘦肉300克，桂圆肉10克，生姜3片，红枣10枚，盐适量。

　　【做法】1.猪瘦肉洗净切小块，入沸水中焯一下捞出；桂圆肉洗净；红枣洗净，去核。

　　2.将所有材料放入砂锅中，加入适量水，大火煮沸后转小火炖2个小时，加盐调味即可。

红枣桂圆木瓜汤

　　【原料】木瓜半个，红枣5枚，桂圆肉15克，冰糖适量。

　　【做法】1.木瓜去皮、子，切块；红枣洗净，去核；桂圆肉洗净。

　　2.将所有材料放入锅中，加入适量水，大火煮沸后转小火炖至木瓜熟软，加冰糖调味即可。

荔枝肉

　　【原料】干荔枝15颗，猪瘦肉300克，盐、料酒、淀粉各适量。

　　【做法】1.干荔枝去壳，去核，用淡盐水浸泡；猪瘦肉洗净，切片，放入碗中，加少许盐、淀粉、料酒腌渍10分钟。

　　2.锅内加少许油烧热，下入腌渍好的肉片炒至颜色变白，倒入荔枝翻炒片刻即可。

脸色暗黄，要养脾胃、调肝血

中医上强调"寒湿是万病之源"，对于女性而言，身体感受寒湿，最受打击的就是皮肤，面色会变得暗黄，没有光泽，使人看起来精神萎靡。

面色暗黄跟脾胃、肝有关

人的肤色好坏跟气血有着密切的关系，而气血跟脾、肝联系密切。脾胃是后天之本、气血生化之源。人吃进身体里的食物，有赖于脾胃的腐熟、运化，转成水谷精微，并通过心肺转化成气血，最后荣养身体各脏腑器官。如果寒湿阻滞脾胃，影响脾胃的腐熟、运化功能，气血化生的材料就不够，人就会出现气血不足、气血运行不畅，因而不能荣养面部，出现面色黄暗的症状。

面色暗黄的人，应当温补脾胃，祛除寒湿，增强脾胃的腐熟、运化功能，这样气血生化有源、运行通畅，面部得到了足够的荣养，自然就会变得红润。

肝有藏血功能，如同人体的血库，有调节人体血量的作用。如果寒邪凝滞于肝经，可影响到肝调节血量的功能，使血液不能及时输送至各脏腑、组织器官，也会使人出现面色暗黄、手脚冰凉、倦怠乏力等症。另外，肝是人体最大的解毒器官。如果寒邪凝滞肝脏，会影响肝脏排毒，使身体新陈代谢的废弃物堆积在身体里。

《黄帝内经》说"有诸内者，必形诸外"，人的脏腑出现了问题就会由外在体现出来。肝脏的排毒功能出现了问题，最先表现出来的就是人面色暗黄。对于这种情况导致的面色暗黄，不仅要祛除寒邪，还要养肝气、补肝血。气属阳，具有温煦、推动的作用，补好肝气，血液流通就会变得通畅，皮肤就能得到足够的滋养，人也就会变得面色红润，看起来更精神了。

补气养血，不能少了四物汤、八珍汤

面色暗黄的女性若需要补养气血，可在医生的指导下服用四物汤。四物汤出自张仲景的《金匮要略》，由当归、川芎、白芍和熟地黄四味中药组成。其中当归补血调经、活血止痛，川芎补血滋阴，白芍滋阴养血、疏肝健脾，熟地黄补血滋阴，四味配伍使用，具有温阳补血、行气活血的功效，对面色苍白或暗黄、月经不调、痛经、头晕目眩等有很好的治疗效果。

前面我们介绍过四物汤可以调经养血、预防和缓解痛经（详见本书第59页），其实四物汤也是很好的养血美容佳品。

四物汤有一个很大的特点，就是可以通过调整药物的用量来发挥它不同的作用，例如重用熟地黄、当归，轻用川芎，可以充分发挥四物汤补血养血的功效；当归、川芎用量减少或不用，则四物汤具有保胎的作用；重用当归、川芎，减少白芍用量，则能治疗月经量少、血瘀型痛经等。

另外，在四物汤中添加其他药物，可以衍生出无数的"子方""孙方"，如著名的桃红四物汤、阿艾四物汤、八珍汤、十全大补汤等。

桃红四物汤

【原料】当归、熟地黄、川芎、白芍 、桃仁、红花各15克。

【用法】水煎服。

【功效】补血调经、润泽肌肤。

八珍汤

【原料】人参、白术、白茯苓、当归、川芎、白芍药、熟地黄、炙甘草各30克。

【用法】将上述药物研为粗末，每次取9克，加生姜3片、红枣5枚煎服。

【功效】对气血两虚所致面色苍白或萎黄、头晕目眩、四肢倦怠有效。

一杯温开水，就能让胃暖起来

不少女性钟爱咖啡，白开水喝得很少。其实，白开水是最好的美容品：脾胃虚寒时喝一杯温开水，能让脾胃暖起来，有助于增强脾胃消化吸收的功能；经常喝白开水能促进排毒，使停滞在身体里的废弃物、毒素及时排出体外。

一般活动量的人，每天至少要喝2000毫升温开水，才能让身体内的水保持平衡，同时带走身体产生的垃圾。喝水时，要小口小口地喝，分多次喝完，如果一下喝太多，会增加胃容量，还会增加肾脏、膀胱的负担。

同样是白开水，冷水和热水对身体的影响大有不同。如果喝冷水，尤其是冰镇过的水，寒邪会通过消化系统入侵身体，使脾胃等脏腑器官受寒。而且肠胃对冷水的吸收也是很差的，身体不吸收，就要很快排出体外，这样就给肾增加了负担。

常喝桂圆红枣茶，让皮肤红润

桂圆肉和红枣都是药食同源之物，都具有补气养血的功效，经常用来泡茶，可祛除脾胃寒湿，补养肝血，改善面苍苍白或萎黄、手脚冰凉、身体倦怠无力等症。

桂圆红枣茶

【原料】红枣4枚，桂圆肉6颗，冰糖适量。

【做法】红枣洗净，对半剖开，去核，与桂圆肉、冰糖一起放入茶杯中，冲入沸水，加盖焖泡10分钟。代茶饮用。

牛奶洗出嫩白脸庞

面部的清洁保养也是不可缺少的功课，相信爱美的你一定在用各种各样的洗护用品，但千万不要把美白完全寄托在这些上面，由内而外的美和白才是健康的美白，也才能长久持续。很多时候你需要的其实就是最简单的清洁，这里介绍一个洗护的小方法，只要对牛奶不过敏，都可以用。

家里如果有过期的牛奶，不要扔掉，可以用来洗脸，先用温水将脸润湿，然后用洗面奶洗掉脸上的油脂、灰尘，再用卸妆棉蘸取牛奶擦拭面部，反复涂抹5分钟，最后用温水洗净。每周2~3次。可以起到很好的美白效果，对面色暗黄、发黑有很好的改善作用。

过期的牛奶如果已经结块，就不要使用了。因为当牛奶蛋白结块后，就失去了保湿效果，护肤的意义就不大了。

还有一点要注意，就是用牛奶洗完之后一定要将脸上的牛奶冲洗干净。因为牛奶的营养非常丰富，如果残留在脸上，很容易孳生细菌。

会睡觉的人脸色才红润

在中医看来，睡觉睡得好能让脸色红润气色好。血与肝的关系最为密切，肝经的经气在凌晨1点至3点最旺盛，这时就应进入深度睡眠状态，血才会回流至肝脏进行代谢、排毒，从而使身体获得新的血液。另外，肝胆互为表里，二者会相互影响，而胆经的经气在晚上11点至凌晨1点最旺盛，所以这个时段就应该入睡，这样在肝经工作的时段就进入深度睡眠了，对于养血是很有益处的。如果没有必须晚睡的事由，最好10点半就上床睡觉。

此外，中医养生讲究睡子午觉，午就是中午。中午时最好打个盹，休息15~30分钟，能让人一下午都神采奕奕，面色红润光泽。

好脸色也要靠吃

食物是气血的源头，吃好了才能为身体补充气血。对于寒湿阻滞脾胃引起的面色暗黄，应多吃具有温补气血作用的食物，如猪肚、牛肉、鸡肉、动物肝脏等，也可以用党参、黄芪、当归、熟地黄等补气养血的中药搭配肉类做成药膳，能兼顾疗效和口味。此外，一定要避免吃寒凉的食物。

新鲜的蔬菜、水果富含维生素C，可促进身体对铁的吸收，改善面色暗黄或苍白的情况，使皮肤变得水灵、红润。蔬菜、水果中还富含膳食纤维，具有很好的润肠通便的作用，可促使堆积在身体里的代谢废弃物、毒素排出，对改善面色暗黄、皮肤粗糙等问题有益。

下面推荐一道既能暖脾胃、补血，又能促进排毒的食疗方。

双红南瓜补血汤

【原料】南瓜500克，红枣10枚，红糖适量。

【做法】1.南瓜去皮和瓤，洗净，切滚刀块；红枣洗净，去核。

2.将红枣、南瓜一起放入锅中，加适量水，用小火煮至南瓜熟烂，加适量红糖煮化搅匀即可。

皮肤爱出油，是因为身体有寒湿

皮肤爱出油，这是很多女性的烦恼，于是想尽各种办法吸油。其实，皮肤爱出油是肌肤水油不平衡的表现，而导致水油不平衡的元凶则是寒湿。脾有运化功能，如果身体里寒湿重，脾气就虚弱，运化水湿的动力也就少了，这样会导致水湿滞留体内。

这里所说的水湿并非水分，而是新陈代谢所产生的废弃物。人的身体有自我调节的功能，当身体里的水湿过多，它就会想办法把这些水湿排出去，其中一个办法就是通过皮肤，让这些废弃物慢慢渗透出去，最后造成了皮肤爱出油的情况。

皮肤爱出油的女性还容易长痘痘，因为寒湿使血液变得黏滞，流动不畅，使皮肤层中的毒素、垃圾、代谢废弃物不能顺利排出体外，堆积在皮肤毛孔上就形成了痘痘。

所以，要改善皮肤爱出油的现象，就要祛除寒湿，改善水油平衡，标本兼治才能让皮肤变得更加光滑水嫩。

皮肤爱出油要多补水

皮肤油多，旺盛的油脂分泌会消耗身体的大量水分，使皮肤出现缺水的现象，而油脂又让人以为自己并不缺水，所以常常忽略补水，而是没完没了地控油，这样反而会使皮肤越来越油。皮肤爱出油的女性应注意补水保湿。

补水保湿包括两个方面，一是给皮肤保湿，方法相对简单，就是在使用控油产品之前使用保湿水，每隔一段时间用保湿喷雾喷脸；二是给身体补水，最简单的方法就是每天喝够8杯水，多吃富含水分的蔬菜和水果。也许有人会疑惑，给身体补水，会不会让身体里的水湿更多。相反，每天喝足够的水反而有利于将这些废弃物通过尿液排出体外，起到祛湿的作用。

祛寒湿加忌口是控油的关键

皮肤爱出油，不仅要补水保湿，还要祛寒除湿。红枣、桂圆、南瓜、糯米、小米等食物具有益气健脾的作用，红豆、薏米、冬瓜、鲫鱼、丝瓜等食物具有祛湿的作用，可以搭配后食用，能增强脾胃功能，祛除身体寒湿之气。

红枣薏米粥

【原料】红枣5枚，薏米、粳米各50克。

【做法】1.薏米提前浸泡1夜；红枣洗净。

2.将粳米淘洗干净，与薏米、红枣一起放入锅中，加入适量水，大火煮沸后转小火煮至熟透，根据个人口味加调料即可。

白萝卜鲫鱼汤

【原料】鲫鱼1条，白萝卜半根，姜、小葱各适量，盐少许。

【做法】1.鲫鱼处理干净，两面划几刀；白萝卜洗净，擦丝；小葱洗净，切碎；姜洗净，切丝。

2.锅内加入适量油烧热，下入鲫鱼煎至两面金黄，倒入适量温开水，加入姜丝、白萝卜丝，大火煮沸后转小火炖30分钟，加盐调味，撒上葱花即可。

需要注意的是，口味过重会耗损身体里的水分而加重出油的情况，所以爱出油的女性要管好自己的嘴，少吃肥腻的重口味食物，多吃清淡的蔬菜、水果，这样才能让身体尽快排毒，使皮肤变得滑嫩。

脸上长斑，不妨常泡脚

很多女性年纪轻轻就长色斑，以为色斑是身体里热毒重的缘故，所以一味地清热排毒。其实，色斑也有可能是身体里寒湿过重的表现。

寒具有阴冷、凝结、阻滞的特点，而身体里的湿会使人觉得沉重、黏滞，两者结合在一起，会影响气血的流通，阻碍新陈代谢，使身体里的废物无法排出，黑色素沉淀形成色斑。如果身体里的寒湿得不到有效祛除，黑色素沉淀就会越来越多，色斑也会长得越来越快。

所以，脸上有了色斑，别着急用化妆品、护肤品去掩盖，更不要盲目地使用祛斑产品，而是要祛寒湿，内调加外养，才能真正地淡化色斑，美丽起来。

动起来，寒湿没了色斑就消了

现代女性大多动脑多、体力消耗少，长期待在密闭的空调房里，很少流汗。因此身体里的寒湿就比较重，湿度调节能力变差，身体代谢也变慢。想要加快代谢，祛除体内寒湿，最好的方法莫过于运动出汗。每天坚持适量的运动，能活络身体器官，加快血液循环，将寒湿之气排出体外。同时还能帮助瘦身，提高身体免疫力。

跑步、健走、游泳、瑜伽、打羽毛球等运动都有助于活化气血，增加水分代谢。当然，运动并不是简单地动一下，也不是让自己疲惫不堪，而是要"有点喘、流点汗"。这样既能让自己得到锻炼，又不至于太过疲惫，才是最合适的运动量。

每天晚上泡泡脚，祛寒湿淡色斑

寒湿阻滞使黑色素在皮肤越积越多，最后形成色斑，从根本上解决的办法就是祛除寒湿，泡脚是祛除寒湿的理想方法。泡脚时，水温的刺激会让新陈代谢加快，使人出汗，寒湿之气以及各种毒素会随着汗水排出体外，因寒湿而产生的色斑也就会慢慢变淡，最终消失。如果加入生姜、艾叶、花椒、茴香、肉桂等温性的药材，祛寒湿的效果会更好。

艾叶泡脚方

取艾叶100克，加2000毫升水，大火煮沸后转小火煎5分钟，去渣取汁，晾至温热，然后用来泡脚，每天2次，每次10~15分钟。

生姜泡脚方

生姜1块切成片，放入锅中用适量水浸泡5~10分钟，然后煎煮取汁，再放入足浴盆中，晾至温热后泡脚。每天2~3次，每次15~20分钟，连泡2~3天。

用泡脚的方法祛除寒湿，也要注意一些问题：

· 泡脚的水温不能太高，以40~50℃为宜，要求热而不烫。
· 泡脚的时间以15~20分钟为宜，时间过长会使身体大部分血液流向腿脚部位，而使脑部供血不足，导致头晕、胸闷。
· 月经期间不要泡脚，以免气血流动而增加月经量或延长月经期。

晨起一杯温柠檬水，润肠道消色斑

色斑的产生与身体内寒湿阻滞、毒素瘀滞有关，而每天早晨起床时喝一杯温柠檬水，可滋润肠道、促进排便，使寒湿之气以及毒素通过粪便排出体外。另外，柠檬富含维生素C、维生素E等抗氧化物质，具有排毒、美白、淡斑的功效。

寒湿瘀堵在脸上，就会长痘痘

有不少女性朋友总找我诉苦，说自己已经不年轻了了，脸上时不时地冒出几颗痘痘。虽然说脸上长痘痘无伤大雅，但看起来实在不美观，所以长了痘痘就总是想抠，一抠就容易留下瘢痕，确实令人烦恼。

很多人认为，痘痘是因为内分泌失调，身体里有火，所以就自己买些清火药吃，但往往并不管用。对于这类女性，我发现她们脸色都不太好，很多人脸色有些发黄，虽然有痘痘，但痘痘并不像青春痘那样红红的，反而有些偏暗。细问还会发现，她们都有怕冷的情况，在办公室里大家都觉得空调的温度合适，但她们就是觉得冷。而且平时胃口差，总是觉得腹胀。

其实有上面所说的这些情况的女性，绝大多数并不是因为体内有热火，而是脾出现了问题，被寒湿给困住了。

长痘痘确实是身体上火的表现，但火也有区别。中医认为，肺主皮毛，脾主肌肉，反复长痘痘一般都跟脾胃或者肺有关系。如果痘痘的颜色鲜红，有可能是肺、胃湿热或虚热。如果痘痘的颜色暗红，同时伴有面色暗黄，舌苔白，是因为寒湿困脾、阴火内伏造成的。体内有寒湿，清火的药大多又性质寒凉，盲目用药只会加重体内的寒湿，这也是这类女性为什么反复长痘痘的原因。

薏米红豆鲫鱼汤，健脾祛湿是好手

长痘痘的女性，平时饮食要清淡，少吃辛辣、刺激、肥腻的食物，防止湿邪过重而使痘痘更多。同时要避免过量食用寒凉性质的食物，寒则生湿，寒凉食物吃得多会让体内的寒湿变得更严重。薏米、赤小豆、小米、鲫鱼等食物都有很好的祛湿作用，适当加入生姜、葱、蒜，能祛寒除湿、健脾开胃，慢慢地，痘痘就会消失。

薏米赤小豆鲫鱼汤

【原料】鲫鱼1条，薏米、赤小豆各30克，姜适量，盐少许。

【做法】1.鲫鱼处理干净；薏米、赤小豆洗净，用清水浸泡4个小时；姜洗净，切片。

2.将薏米、赤小豆放入砂锅中，加入适量清水，用大火煮沸后转小火煮30分钟。

3.锅加油烧热，下入鲫鱼煎至两面金黄，然后将鲫鱼放入煮薏米赤小豆的锅中，加入姜片，再继续小火炖30分钟，加盐调味即可。

寒湿重，试试香砂胃苓汤

除了食补，也可以在医生的指导下加入一些药材做成药膳，对于寒湿重的人来说效果比单纯食疗要好得多。肉桂、吴茱萸、胡椒、豆蔻等有散寒的作用，茯苓、白扁豆等能除湿，淮山药能健脾胃，陈皮能理气，都可以适当使用。在使用时要注意搭配，不要过量食用某一味药物，以免造成不适。

《摄生众妙方》里收录的香砂胃苓汤具有除湿健胃的作用，体内寒湿重、胃口不好、小便不利、经常腹泻和长痘痘的女性可在医生的指导下服用。

香砂胃苓汤

取陈皮、厚朴、泽泻、藿香、砂仁各7.5克，苍术、茯苓、猪苓、白术各10克，甘草、肉桂各2.5克。以上各药用水煎服，每天1剂。

常灸脾俞穴，脾气足痘自消

除了吃药，在我们的身体里也藏着治病的药方。遍布身体的经络穴位，就是我们身体自带的"良药"，根据身体的各种症状来选择合适的穴位进行刺激，就能起到治病的作用。对于寒湿困脾长痘痘的女性来说，经常按摩或艾灸脾腧穴，效果很好。

脾俞穴是足太阳膀胱经的穴位，位于人体背部第11胸椎棘突下，左右旁开两指宽处（具体位置见第55页）。脾俞穴的脾就是指脾脏，说明这个穴位跟脾脏有很大的关系。虽然这个穴位在膀胱经上，但它却有疏通、运送脾脏寒湿、湿热之气的功效。每天晚上8点左右按摩脾腧穴，能帮助运化水湿、培补脾胃之气。夏天、冬天经常艾灸脾俞穴，能温补脾气，还能祛湿。

经常按摩脸部，祛除面部寒湿消痘痘

脸上经常长痘痘的人，可以通过按摩面部，加快面部皮肤的血液循环，使沉积在面部的寒湿之气被代谢掉，使痘痘消失。按摩面部的顺序是：从太阳穴到下关穴，然后到颊车穴，最后到四白穴。

太阳穴位于耳郭前面，前额两侧，外眼角延长线的上方，在两眉梢后凹陷处。下关穴位于面部耳前方，在颧弓与下颌切迹所形成的凹陷中。颊车穴位于面颊部，下颌角前上方约1横指（中指），当咀嚼时咬肌隆起最高处。四白穴位于面部，瞳

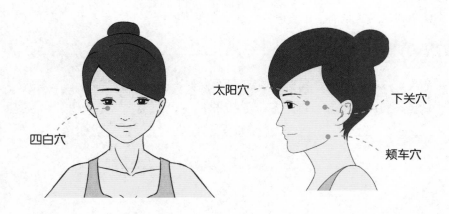

孔直下，眼眶往下1横指凹陷处。按摩时，用双手的拇指、食指指腹以画圈的方式沿着"太阳穴—下关穴—颊车穴—四白穴"的方向，来回按摩面部，手法要轻柔，经过痘痘表面时，感觉手指在上面摩擦即可，不要太过用力，以免弄破皮肤。

多喝水，促进排毒消痘痘

水是最好的排毒剂，可帮助我们滋润、洗刷肠胃，也有助于皮肤排毒。女性每天至少要喝8杯（每杯200~250毫升）水，而且最好是温开水。温开水能温暖脾胃，促进脾胃的运化功能，还能润肠通便，促进新陈代谢，使废弃物、色素等尽快排出体外，减少在皮肤上的沉淀，进而减少长痘痘的几率，对消除痘痘也有助益作用。

长痘痘了要注意防晒

暴晒不仅会晒黑、晒伤皮肤，还会让痘痘恶化。这是因为紫外线照射在肌肤上，为了降低它对细胞的伤害，皮肤会自动增厚角质以保护细胞，而角质层的堆积会导致油脂排泄不畅，诱发和加重痘痘。所以平时要做好防晒工作，尤其是长痘痘后更不能晒太阳，平时出门要避开烈日当空的时段，或者戴上遮阳帽或使用遮阳伞。另外，必要时可涂抹一些防晒产品，清爽型的防晒品，质地轻盈、易于涂抹，不容易堵塞毛孔，比较适合爱长痘的皮肤。

上面说了不少如何祛寒除湿去痘痘的方法，女性在借鉴的同时，别忘了最基础的护理，那就是要养成良好的卫生习惯，每天早晚轻柔地清洗痘痘上的油脂，防止痘痘发炎。同时还要注意睡眠，充足的睡眠是气血充足、通畅的基础，人体气血充足、通畅，寒湿也就没有藏身之处了。

贴心提示

长痘痘时，千万不要用手摸、挤痘痘，因为手上可能带有汗渍，可刺激到痘痘而感觉疼痛。另外，手上还有可能带有细菌，容易导致感染而使脸上留下瘢痕。

寒气会导致瘀血，黑眼圈就来了

人失眠或者用眼过度之后，眼圈就会发黑，一般来说，只要睡眠补上，眼睛休息够了之后，黑眼圈就会消失。然而，有些女性却一直饱受黑眼圈的困扰。抹眼霜、吃维生素、敷眼膜、用遮瑕笔……不论什么方法，都没法让黑眼圈消失。

这样的黑眼圈，其实与睡眠的好坏无关，它反应的是身体的内环境，是眼周静脉血氧含量降低，在皮肤上呈现的结果，属于中医"瘀"的一种表现。就像张仲景在《金匮要略》中说的"内有干血，肌肤甲错，两目黯黑"。

身体为什么会有瘀血呢？气血就像人体内的河流，对温度的要求很高。温度过低，河流会冰封；温度过高，水分也会蒸发。中医认为，寒则凝，凝则滞。身体寒凉，容易导致气血瘀滞。另外，身体湿气过重，也会影响血液的流动，导致血瘀。寒湿之邪聚集在眼部，就会形成黑眼圈。

所以当出现黑眼圈时，不要一味地使用化妆品遮挡，要从根本上找原因，对症下药。对于寒湿瘀滞所引起的黑眼圈，根本的解决方法就是活血化瘀、祛寒除湿。

按摩是活血化瘀的好方法。每天早晚可以沿着眼周顺时针轻轻按摩5分钟左右，能有效地刺激眼部血液循环，使眼部气血活动起来。平时要注意用眼卫生，不要长时间盯着电脑，也不要总是躺在床上看手机。手机、电脑等电子产品的亮度也要调得柔和一些。

另外，经常温敷眼部也是祛除眼部寒湿，使气血流通起来的好方法。用温水浸湿毛巾，拧干后敷在眼睛上。眼部皮肤很娇嫩，温敷时要注意把握好温度，以眼部感到舒适为度。

寒气重的人易贫血

女性从来都是贫血的主要人群，因为女人体质天生偏寒，如果后天再有不良的生活习惯，如贪吃寒凉食物、穿得过于清凉、长时间待在阴寒的环境里，身体内的寒气就会加重，寒气不仅会阻碍气血的运行，还会耗损阳气，造成阳虚。长时间阳虚则会造成气虚、血虚等症，继而引发贫血。

另外，女人的一生都与血有关，中医认为，女人以血为用，月经、受孕怀胎、分娩等生理过程，无不是在耗伤血液，特别是月经和分娩，会使女性流失一部分气血，如果月经量多、月经期过长、分娩时流血过多，就很容易导致血虚而引发贫血。所以，女人一定要暖暖的，才能养好气血，远离贫血。

改变不良生活方式，不让阳气、血液再耗伤

现代女性压力普遍较大，不少人经常加班熬夜，而熬夜会耗损身体阳气和阴血，时间长了就容易气血亏虚。再加上心理压力大，经常思虑过度而伤脾，脾为后天之本，气血生化之源，脾损伤了，气血生化就会不足。所以，要想让身体气血充盈，就要想办法改正这些不好的习惯。

艾灸足三里穴和关元穴，能补养气血

贫血的女性经常按摩足三里穴、关元穴，可起到培补元气、补气养血的功效，对改善贫血有显著的效果。足三里穴、关元穴都是人体的强壮要穴。足三里穴位于小腿前外侧，在犊鼻穴（外膝眼）下3寸（两横指宽），距胫骨前缘1横指。取穴时，站立弯腰，同侧手张开虎口围住髌骨上外缘，其余四指向下，中指尖所指处即为足三里穴。经常刺激足三里穴，可补益气血、培补元气，缓解因气血亏虚引起的

贫血、头晕、耳鸣、神经衰弱等症。关元穴位于下腹部，前正中线上，在脐中下3寸处。关元穴是人体元阴和元阳的交汇处，是"男子藏精，女子蓄血"之处，经常刺激关元穴，可以提升脾胃生化气血的功能。

　　贫血的女性每天艾灸关元穴、足三里穴各10~15分钟，温阳补血效果显著。艾灸的方法很简单，就是将艾条点燃，然后在距离穴位皮肤2厘米左右处方，对着穴位熏灸就可以了。如果嫌艾灸麻烦，也可以用拇指指腹顺时针按揉这两个穴位，每个穴位按摩3~5分钟，每天1~2次。

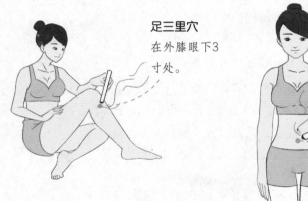

足三里穴
在外膝眼下3寸处。

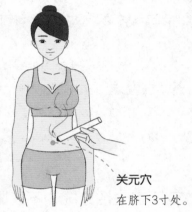

关元穴
在脐下3寸处。

多吃补气养血的食物

　　贫血的女性除了血虚，还常伴有气虚，所以平时要多吃补养气血的食物，如红枣、阿胶、猪肝、黑木耳、瘦肉、乌鸡、红糖、桂圆、鸡蛋黄、花生等。当归、党参、枸杞子等中药的补气养血效果很好，可以用这些中药搭配食物做成药膳食用。

枸杞红枣乌鸡汤

【原料】枸杞子15克，红枣10枚，生姜2片，乌鸡半只，盐适量。

【做法】1.将乌鸡处理干净，剁块，焯水后捞起；枸杞子、红枣洗净。

2.砂锅内加入适量水大火煮沸，放入以上材料，再次煮沸后转小火炖2个小时，加盐调味即可。

身体越寒，越容易发胖

不少女性为了拥有苗条的身材而想尽办法减肥，如吃减肥药、节食等，但收效甚微，甚至反弹，变得比以前更胖。之所以出现这样的情况，还是没有找到肥胖的原因。造成肥胖的原因很多，其中常被忽视的一种就是寒湿。

当人体受寒时，身体为了维持正常的体温，会自动分泌大量的脂肪来抵御寒气对身体造成伤害，尤其是在食用寒凉食物、冷饮、冰激凌时，脏腑会分泌脂肪来包裹脏器，以免脏腑器官受寒。这样长期累积下来，不仅会造成身体肥胖，还会影响脏腑的功能，导致病变。

湿气也是健康的大敌，脾喜燥恶湿，一旦湿邪困脾，脾运化的功能就下降，会使营养物质和代谢产物积滞在身体里，时间长了自然就会造成肥胖。而且寒邪和湿邪从来不单打独斗，它们一旦有交集，就会形成寒湿。寒湿停留在皮肤，人体就容易被湿疹、皮炎等皮肤病困扰；如果停留在脸上，脸色就变显得苍白或萎黄，看起来没有精神；停留在全身皮下脂肪层，就会使人肥胖。所以，想要减肥，要先看看身体是否有寒湿。

一年四季都要做好保暖

不光是冬天，女人一年四季都要暖暖的。春秋风大，而且早晚温差大，要根据天气变化适当增减衣物，以感觉温暖而不热为宜。夏季天气炎热，爱美的女性都在尽情展露好身材，办公室里的空调一般都开在24℃左右，甚至更低，这会使女性在不知不觉中被寒气盯上。对于这种情况，最好的办法就是给自己加一件披肩或外套，多喝温水，让自己的身体暖起来。冬季天寒地冻，一定要穿具有防风防寒作用的棉衣、羽绒服或呢子大衣等，最好是多穿一件背心或肚兜，以保护腹部不受寒。

经常快步走，就能祛除寒湿

胖人普遍有一个特点，就是不爱动，稍微动一下，就容易感觉疲劳。其实，合理的运动是祛除寒湿、减肥瘦身的最好方法，因为"动则升阳"，适当的运动能让身体新陈代谢加快，增强脏腑功能，而且出汗时能将身体里的寒湿带出体外。

快步走是很适合女性的有氧运动。快步走的速度可保持在5.5千米/小时，每次走30分钟左右即可，长期坚持即可改善气血循环、温暖全身。

在进行快步走时，要注意姿势正确：挺胸抬头，展开双肩，让肩与臀保持在同一条与地面垂直的直线上；自然摆臂，注意臂不要摆到肩以上；步伐要大，速度要快；应将腰部重心置于所踏出的脚上，走时要积极使用全身肌肉。

刚开始进行快步走时，要循序渐进，可先走10分钟，然后再逐渐增加时间。运动的强度以行走时微汗、微喘、可交谈但不能歌唱，走完后感觉轻松并且没有头晕、恶心、疲劳的感觉为宜。

艾灸气海穴、关元穴，阳气足了寒气就走了

艾灸是祛除寒湿的好方法，因为艾是性温药物，有温补气血、祛寒补阳、调经止痛等功效，艾条点燃后对穴位进行熏灸，艾的温补效果会随着火的温热慢慢渗透到人的身体里，从而发挥作用。如果配以正确的穴位，祛除寒湿的效果会更好。

祛除寒湿的常用穴位是关元穴和气海穴。关元穴位于下腹部，前正中线上，在脐中下3寸处。气海穴在脐中下1.5寸，也就是肚脐和关元穴连线的中点。经常对这两个穴位进行艾灸，可温补元气，增强脏腑功能，提高身体代谢脂肪的能力，使人慢慢瘦下来。

3 种不良生活习惯要远离

寒湿积滞与肥胖的形成，跟不良或不合理的生活习惯有很大的关系，祛除寒湿的同时也要注意改正这些不良习惯。

1.节食

节食是最常用的减肥方法，很多人认为，只要少吃，身体里的脂肪就会变少。其实不然。人体中存在一种激素，叫做瘦素。人在正常吃入食物之后，瘦素会发挥作用，以代谢食物所产生的热量。但是，如果过度节食，瘦素无用武之地，其分泌就会慢慢减少。而人一旦缺乏瘦素，就会对食物产生浓厚的兴趣，容易暴饮暴食，很快变胖。这也是为什么节食减肥容易反弹的原因。

> **贴心提示**
>
> 即便盛夏炎炎，也不宜吃过多的冷饮、寒性瓜果，因为这些食物会加重身体的寒湿。另外，从冰箱取出的食物最好放置一段时间再吃，在吃冷食之前最好先吃一些热食"垫底"，能减少被寒湿侵袭的机会。

2.睡前吃东西

不少女性对美食没有抵抗力，甚至有的人喜欢在晚上睡觉之前吃夜宵。人进入睡眠后，肠胃也会进入休眠状态，如果睡觉之前吃东西，这时肠胃的工作效率是很低的，食物得不到及时的消化，就会转化成脂肪沉积在身体里，慢慢地就会导致肥胖。所以，如果你有睡前吃东西的习惯，是一定要改掉的，即使不担心肥胖，也要为肠胃考虑一下。

3.久坐不动

久坐不动是很多现代人的常态，也是健康的大敌。女性身体内的脂肪本就偏多，如果经常坐着，运动量少，身体对脂肪的消耗和代谢能力会下降，多余的脂肪不能及时排出体外，寒湿内停，时间长了，身体变胖是不可避免的。所以，一定要动起来，平时工作中，坐一会儿就起来走动走动，既活跃了气血，又能让头脑清醒，对提高工作效率也是很有帮助的。

多吃温阳补气、健脾祛湿的食物

肥胖的女性平时应多吃温阳补气、健脾祛湿的食物，以祛除身体里的寒湿，补充阳气，增强脾胃功能。薏米、赤小豆、山药、土豆、红薯等食物热量低，几乎不含脂肪，而且富含膳食纤维，饱腹感强，有助于消化，非常适合肥胖的女性食用。

赤小豆薏米红枣粥

【原料】赤小豆、薏米、粳米各1把，红枣6枚。

【做法】1.赤小豆、薏米提前一晚上泡好；红枣洗净，去核；粳米洗净。

2.将所有材料放入锅中，加入适量水，煮粥即可。

山药百合牛奶

【原料】鲜山药100克，鲜百合30克，牛奶500毫升，冰糖30克。

【做法】1.将山药去皮，切成小丁；百合剥开洗净。

2.将山药、百合放入锅中，倒入适量水，大火煮沸后转小火煮至山药熟烂，加冰糖煮至融化后关火，倒入牛奶即成。

红薯银耳羹

【原料】银耳5克，红薯120克，枸杞子1小把，冰糖适量。

【做法】1.银耳提前泡发，洗净，撕成小朵；红薯去皮，洗净，切小块；枸杞子洗净，泡软。

2.将银耳倒入砂锅中，加入适量水，大火煮沸后转小火炖煮20分钟。

3.加入红薯，继续炖煮至红薯熟软，放入冰糖、枸杞子略煮即成。

水肿是肾阳虚寒的表现，要注意祛湿

很多女性其实并不胖，但看起来却很臃肿，其实就是水肿。水肿跟肥胖虽然看起来区别不大，但其实是不同的，水肿只是看起来身体比较粗壮，最明显的症状就是粗壮的胳膊和"大象腿"，同时本人会有肿胀感，而脂肪却并没有明显增加。

身体出现水肿，是代谢能力差造成的，人体的代谢系统与脾胃有着密切的关系。脾胃虚弱，消化系统功能不足，导致饮食中的水分停滞体内，无法排出，也就造成了体内湿气过重，表现在身体上就是水肿。

在中医看来，水肿还与虚寒有着密切的关系，特别是脾肾阳虚，《诸病源候论》中就说："水病者，由肾脾俱虚故也。肾虚不能温通水气，脾虚不能制水，故水气盈溢，渗液皮肤，流遍四肢，所以遍身肿也。"

肾主水，有主持水液代谢的作用，水是体内一切正常液体的总称。津液的形成、代谢涉及全身各个系统，它依赖于胃的受纳、脾的运化以及小肠主津、大肠主液的作用；津液的输布，则依赖于脾的转输、肺的宣降以及肾的气化作用。在这一过程中，提供动力的就是肾，如果肾阳不足，脾、肺得不到足够的动力，气化失常，三焦输布出现障碍，就会导致水液停聚体内，形成痰、水肿等症。

鲫鱼能帮你去水肿

鲫鱼具有补脾开胃、利水除湿的功效，对慢性肾炎水肿、营养不良性水肿等疾病具有促进痊愈的作用。有水肿的人，可取鲫鱼1条去内脏，将商陆10克，赤小豆20克放入鱼腹，扎口，用水煮至烂熟，去药渣，食豆饮汤，祛湿消肿效果较好。

【材料】鲫鱼1条，鲜山药200克，生姜2片，盐、香菜各适量。

【做法】1.鲫鱼处理干净，加少许盐腌渍10分钟；山药洗净，去皮，切小块。

2.锅烧热加油，下入姜片、鲫鱼，煎至鲫鱼两面金黄，注入适量水，加入山药块、姜片。

3.大火煮沸后，转小火炖40分钟，加盐调味，撒上香菜即可。

【功效】健脾养肾，消水肿。

阴陵泉运化水湿除水肿

在我们的腿上有一个穴位叫阴陵泉穴，能促进脾运化水谷、水湿的功能，使气机顺达、腑气通畅。脾运不佳、水湿留滞的人，以及手术后有尿潴留者，都可以通过按摩阴陵泉穴来减轻水肿症状。这个穴位对缓解下肢水肿效果更为突出。

阴陵泉穴在小腿内侧，膝下胫骨内侧髁下方凹陷中。用两手拇指按压在两侧阴陵泉穴上，按揉会产生酸、麻、胀、痛、热和走窜等感觉，维持一定力度，并用拇指对局部肌肉进行左右弹拨，每分钟按压15~20下，每次按揉5分钟，每天2次；或者将艾条点燃后放于穴位上方约3厘米处进行艾灸，每次灸10~15分钟，以局部潮红为度，每天1次。

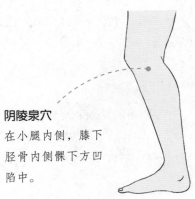

阴陵泉穴
在小腿内侧，膝下
胫骨内侧髁下方凹
陷中。

虚寒便秘：大便不干，就是难排出

虽然很多人都有过便秘，但每个人的便秘却是不完全相同的，即便是同一个人，每次便秘的原因和表现也不尽相同。这里我们主要关注一下虚寒性便秘。

虚寒性便秘一般多见于久病气虚、年老体弱之人，很多是因习惯性便秘，久服番泻叶之类的苦寒泻下药转化而成的。虚寒体质者更常见。虚寒性便秘主要表现为大便艰涩、排出困难，临厕努挣乏力，挣则汗出气短，便后疲乏，大便不甚干硬，面色苍白，神疲气怯，四肢不温，喜热怕冷，腹中冷痛，小便清长，腰背酸冷。

经常便秘的人，大多有虚寒症

便秘与虚寒，这两者之间看起来似乎无多大关系，其实关系非常密切。这是因为，一旦便秘发生，肠道内的粪便就会产生腐败气体，通过肠壁被吸收进入血液，流向全身。腐败气体所含的毒素会使血液变得污浊、黏稠而流动不畅。这样一来，手足等末端的毛细血管就得不到充分的血液，就会出现手足发冷等症状。

手足的毛细血管具有将温度传达至全身，使全身体温保持恒定的作用。如果毛细血管的血液长时间循环不畅，就会影响体温调节功能，体温就会下降，胃肠道的温度也会下降。脏器的温度下降，其功能也会失灵，比如肠道内酶的作用降低，蠕动减弱。另外，虚寒还会使肠道的免疫功能降低，为有害菌繁殖创造有利条件。而且，肠道虚寒会使便秘更难解除，从而陷入恶性循环。

虚寒便秘的两点原因

虚寒便秘者大多是虚寒体质，除此之外，一些不当的生活习惯，也是引发虚寒便秘的重要原因。

不顾季节的饮食习惯。我们所吃的食物有寒凉性和温热之分，在冷的季节里，身体需要温热性质的食物来温煦，如果此时还在吃凉性食物，是对身体的极大刺激和伤害，即使是热性体质的人，也是受不了的。

无规律的生活。体温调节是由体内的自主神经控制的。在炎热的夏季，末梢毛细血管扩张散热，使身体内部温度不会受气温影响而升高；冬季则手足毛细血管收缩，脏器周围的血流量增加，以保持体温不受外界寒冷影响。如果经常熬夜或不吃早餐，到了白天，由于交感神经功能障碍，本来应该白天体温上升，却上升不了，违背了正常生理规律，长此以往就会形成慢性虚寒。

两招解决虚寒

对于虚寒型便秘，有2个简单的缓解方法。

艾灸

艾灸是补虚祛寒的好方法。寒性便秘者可取天枢穴、足三里穴、上巨虚穴、支沟穴、大肠俞穴进行艾灸，每次选用2～3穴，每穴每次灸15分钟，每天1次。体寒得到改善，便秘自然就缓解或消除了。

葱白热敷肚脐

中医治病，寒者热之、热者寒之，寒性体质者一方面平时应多食用温热性质的食物，另一方面也要要注意做好保暖。虚寒便秘虽然需要一个较长的调理过程，但有些方法还是可以立竿见影的，比如用葱白热敷肚脐。每次取连须的葱白3根，捣烂成糊，敷于肚脐，上盖纱布，然后在上面用热水袋热熨。

葱白性温，可发汗解表、散寒通阳。现代研究发现，葱白中含有挥发性辣素，能轻微刺激肠道管壁的分泌而起到通便之效。如果贴敷见效，每天敷1次，每次30分钟，以3次为一个疗程。如果效果不明显，可以同时取葱白、生姜和豆豉煮汤服用，温阳散寒的效果会更好。

不孕又没有别的问题，很可能是宫寒

有一些夫妻，共同生活了多年，但就是难以怀孕。做过各种检查，心理障碍、泌尿系统炎症、子宫卵巢疾病等也都排除了，却总找不到原因。最后去看中医，往往会发现是宫寒。

宫寒是怎么回事

所谓宫寒，就是子宫寒冷。子宫是孕育胎儿的地方，精子与卵子结合后形成受精卵，然后进入子宫，开始生命的旅程。在整个孕期，受精卵和胎儿的营养都要依靠子宫来提供，如果子宫寒冷，阳气亏损，胚胎是很难正常发育的，这与土壤太寒种子不发芽或者发育不良是一样的道理。所以，临床上也常见到很多宫寒的女性，虽然一开始成功怀孕了，但怀孕以后还是发生了胎停育或中途流产等情况。

这种情况，早在《傅青主女科》中就有论及："夫寒冷之地不生草木，重阴之渊不长鱼龙。今胞胎既寒何能受孕？"很形象地指出了宫寒为何不孕。此外，宫寒的女性常出现月经量少、月经延迟，甚至几个月才来一次月经的情况。月经极不正常，会影响到排卵，想要正常受孕也是很难的。

子宫受寒，也会牵连到卵巢。因为子宫与卵巢是相连的，子宫受了寒，局部气血会阻滞不通，如果卵巢供血不足，很可能会造成卵巢缺氧，引发排卵障碍、不孕、卵巢早衰等问题。

哪些原因造成了宫寒

宫寒的寒，有的是从外而入，有的是由内而生。

由内而生的寒

有些女性天生体质较寒，四肢容易冰冷，对气候特别敏感，脸色比一般人苍白，喜欢喝热饮，很少口渴，冬天怕冷，夏天耐热。寒性体质大多由后天因素造成，居住环境寒冷、嗜好寒凉食物、过劳或易怒损伤身体阳气……这些是让身体偏寒的常见因素。

另外，还有一部分遗传因素，比如父母体质偏寒，或者是出生时父母年龄比较大，母体阳气逐渐减少，这会直接导致在孩子的基因上写入寒性体质密码。即使和别人处在相同的条件下，也更容易出现宫寒的症状。这类体寒者，除了小心防寒之外，还要长期温煦身体。

从外而入的寒

从外而入的寒主要是生活习惯造成的。有些女性特别爱吃冷饮，或者为贪图凉快，将空调温度调得过低，或者是为了展示美丽，在冬天也着装单薄，这些习惯都易使身体受寒冷邪气侵袭而导致"宫寒"。

凉风空调　炎炎夏日，是女人们展露美腿、玉臂、香肩、蛮腰的大好时机。骄阳之下倒也无妨，但大多数人却是终日待在空调房里，女性本就阴气重阳气少，又有多少热量禁得起这样的消耗呢？不知不觉间，寒气侵入身体，子宫首当其冲，就这样被宫寒缠上了。

冷食太多　女性天生体质属阴，不能贪凉，冷饮、冰茶、瓜果等寒凉之物进入体内会消耗阳气，导致寒邪内生，侵害子宫。此外，清热解毒去火的药基本都是凉性的，如果经常服用这些药物，也会伤害人体阳气，进而造成子宫虚寒。

快速减肥　无论是哪一种减肥方式，究其根本都是要做到消耗大于摄入，当然，这需要一个较长的过程。有些女性总想在很短的时间内就达到瘦身的目的，必然会多用峻烈猛药、以非正常手段排出体内多余的水分和脂肪，这等于身体在短时间内丢失了大量的能量性物质，在中医看来就等于是丢失了大量阳气，寒邪就必然会乘虚而入，攻击子宫。

流产　精子与卵子的结合及胎儿的生长，都需要消耗女性大量阳气，所以怀孕的女性身体比较虚弱，面容憔悴。而流产就相当于突然大量丢掉了阳气，如果流产后又休养不够，阳气久耗，子宫失去温煦，就会造成宫寒。

吃温暖的食物，找回丢失的阳气

《黄帝内经》中说："胞络者系于肾。"胞宫就是子宫，胞宫功能如何，取决于肾。宫寒实际上就是肾阳虚寒，要注意补肾阳。平时可适当多吃黑豆、黑芝麻、核桃、羊肉、枸杞子、肉桂、茴香、红枣、糯米、山药、乌鸡、牛肉等食物，以温肾健脾、益气养血，促进子宫的血液循环，使气血流通顺畅。寒凉的食物，如冷饮、凉菜、冰粥、水果沙拉等，宫寒的女性要坚决远离，健康者也不宜多吃。

做好细节保护，不让寒气侵害子宫

即使在炎热的夏季，女性也不要吃过多的冷饮、瓜果等寒凉之物，从冰箱里取出的食物最好放置一段时间再吃，在吃冷食之前最好先吃一些热食垫底，以防止冷食直接刺激肠胃。

有不少女性午休时直接趴在办公桌上睡觉，这很容易露出后腰，而且睡眠时人体毛孔松懈，容易被寒邪所伤。如果此时再有空调吹着，是很容易着凉的。

此外，要避免坐在地面、石面或铁面椅子上，因为这些材质导热快、寒气重，坐久了身体也容易受寒受潮而导致腹痛、月经量减少、经期延长等月经失调症状。阴冷的环境也要少逗留。

艾灸3个穴位，暖身祛寒促怀孕

中医治疗宫寒的原则是温补肾阳以暖宫。艾灸就是一种温补肾阳的很好的方法，而且操作简单，自己在家就可以做。宫寒的女性，下面3个穴位可以常灸。

灸气海穴

气海穴位于下腹部，脐中下1.5寸（食指和中指并拢时第2节横纹处的宽度）。点燃艾条，然后在距离气海穴2~3厘米的地方对着穴位熏灸，每天1次，每次15分钟。中医上有"气海一穴暖全身"的说法，艾灸此穴对月经不调、崩漏、不孕有防治作用。

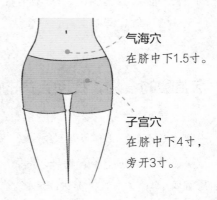

气海穴
在脐中下1.5寸。

子宫穴
在脐中下4寸，
旁开3寸。

灸子宫穴

子宫穴是治疗子宫疾病的特效穴位，在下腹部，脐中下4寸，前正中线左右各旁开3寸。艾灸子宫穴具有调经理气、升阳祛寒的功效，对月经不调、盆腔炎、不孕都有很好的疗效。取新鲜的老姜，切成薄片，用针扎上几个小孔，然后放在两侧的子宫穴上，将艾炷放在姜片上，点燃艾炷，每次艾灸15分钟，每天1次。觉得不太好操作的话，也可以直接用艾条对着穴位灸。

灸命门穴

命门穴在第2腰椎与第3腰椎棘突之间，艾灸命门穴可强肾固本，治疗女性虚寒性月经不调、习惯性流产等。艾灸的时候连同其两侧1.5寸的肾俞穴一起灸，效果更好。可以使用双眼艾灸盒灸。

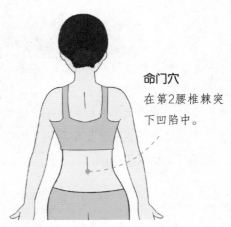

命门穴
在第2腰椎棘突
下凹陷中。

寒邪耗损肺气，会使人悲观抑郁

寒不仅会带来身体上的疾病，也会影响到人的情绪。我们知道，肝具有主疏泄的生理功能，人一身的气机都需要肝的疏泄才能运行顺畅。如果身体寒气重，使肝气郁滞，人的气机运行就会不顺畅，就堵在心上，让人心情低落、悲观抑郁。

不仅如此，人的抑郁情绪也跟肺有关。肺的主要生理功能是主气、司呼吸，主行水，朝百脉，主治节，这些看起来跟人的情绪没有关系，其实不然。张介宾《类经》中说："忧本肺之志，而亦伤脾者，母子气通也。"《金匮发微》中也有论述："肺主悲，亦主哭，悲伤欲哭，病在肺。"肺在志为悲忧，人的悲观抑郁情绪跟肺有莫大的关联。

肺主气，不仅指肺主管人的呼吸，它还关系到体内外的气体交换、人体之气的生成、气血的运行，以及津液的输布代谢等。寒邪长时间阻滞体内，或有大量的寒邪入侵身体时，肺会首先成为寒邪攻击的对象。此时不仅会引起感冒咳嗽，还会耗伤肺气，导致肺虚，并影响到清气的吸入，使浊气内停。心脏、大脑得不到足够的气血支撑，也容易萌发悲观抑郁的情绪。

祛寒的方法前面讲的已经很多了，这里不再赘述。对于经常情绪不舒的人，还可以多喝花茶。花茶具有很好的美容作用，花茶中解郁作用最好的当属玫瑰花。玫瑰花性微温，具有疏肝理气、平衡内分泌、活血调经等功效，经常用来泡茶喝，可疏肝气、补肝血、消除疲劳，让人心情变好，脸色变得红润。

玫瑰花茶

取干玫瑰花6~10朵，放入茶杯中，冲入开水泡5~10分钟，即可饮用。也可配上两枚红枣，更能增添几分甜香，让人闻着茶香就觉得心旷神怡。

觉得心情抑郁的时候，做做深呼吸，对缓解情绪很有帮助。伸开双臂，尽量扩张胸部，然后用腹部带动呼吸，把呼吸频率放慢，使一呼一吸尽量达到6秒钟，可以舒发郁结的肝气，呼出肺中浊气，吸入清气。身体里有了新鲜的气体，气机运行通畅，人的心情也会自然变好。

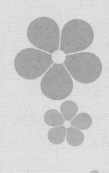

第五章
让身体快速温暖的小方法

中医养生看起来很复杂，其实恰恰是最简单的、生活中一些小方法就能帮助我们祛除寒邪，温补阳气，让身体变暖。只要你愿意每天花几分钟时间，让身体动一动，就能为自己的健康和美丽加分。

动动脚趾头，寒气消，消化好

脾胃最主要的功能就是不停地腐熟和运化食物，而推动脾胃工作的动力则是阳气。人体阳气充盛，脾胃的动力就足，消化功能就强盛。反之，如果阳虚，脾胃功能就会下降，容易出现消化不良、便秘、食欲不振等问题。

现代女性经常饮食不规律、吃生冷寒凉食物，再加上应酬多、长时间坐着工作，以及运动量少等，容易使阳气受损，脾胃功能下降，从而出现上述脾胃问题。对于长时间坐着，不方便运动的女性来说，有一个比较好的方法能够改善这种情况，就是勤动脚趾头。

脚趾抓地促进胃健康

如果需要经常在电脑前久坐，可每隔30分钟就将双脚放平，紧贴地面，练习用脚趾抓鞋底、放松的动作。连续做5~10分钟，可有效刺激腿、足部经络、筋骨，增强脾胃功能。

这个方法操作起来很简便，不论是站着、坐着，还是在办公室里、公交车上，都可以做这个动作。尽可能抓住所有能锻炼的机会，长期坚持，你会觉得不仅双腿不那么累了，消化也变好了。

用脚趾夹东西，刺激胃经、活络气血

胃经经过脚的第2趾和第3趾之间，用第2趾和第3趾去夹东西，可活络胃经的气血，驱逐胃经的寒气。方法为：每天泡脚时，在泡脚盆里放一些小鹅卵石，泡脚时练习用脚趾夹鹅卵石，重点练习用第2趾和第3趾夹，夹起来后坚持3~5秒钟，然后松开，再继续夹，如此反复到泡脚结束（一般泡脚15~20分钟）。或者休息时，在脚下放一些小棋子，用同样的方法夹小棋子。

脚部寒湿重，不妨经常分开脚趾

如果脚部寒湿重，很容易脚部冰凉，而且还会阻碍气血的运行，出现腿脚部位疲劳的情况。这时，可用如下方法改善：

坐好，脱掉鞋袜，脚跟着地、脚尖抬起，然后用力将各个脚趾头分开至最大距离。反复进行，可改善腿部疲劳，促进血液循环，祛除腿部寒湿。

扳脚趾、按摩内庭穴，健肠胃助消化

经常反复将脚趾往上扳或往下扳，同时配合按摩第2脚趾和第3脚趾趾缝间的内庭穴，可起到健胃助消化的作用。内庭穴在足背第2趾、第3趾间，皮肤颜色深浅交界处。按摩时，不一定要用手按摩，可用左脚的脚趾在右脚内庭穴处来回搓擦，3~5分钟后，用同样的方法按摩左侧的内庭穴，效果也不错。

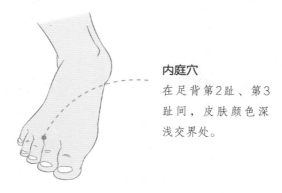

内庭穴
在足背第2趾、第3趾间，皮肤颜色深浅交界处。

脚跟走路，提肾气祛寒气

《黄帝内经》中说"肾为先天之本"，肾对健康、生长、发育等都起着关键的作用。一个人肾气足，则气血平衡，身体温暖，骨骼强健。肾气亏虚，则阳气无法抵挡寒邪的入侵。寒邪具有收缩、凝滞的特点，女性如果体寒，手脚冰凉、精神疲惫、月经不调、宫寒痛经等问题就会接踵而至。所以补肾不是男人的专利，女人也要补肾。

人体的经络与脏腑对应，其中肾经对应肾，经常刺激肾经可补肾气、祛除寒邪。肾经起始于足底的涌泉穴，经过足跟，沿着小腿肚一直向上至胸部。经常练习用足跟走路，就能达到刺激肾经的目的。用足跟走路的方法如下：

前进和倒走法

选择一处比较宽阔的平地，身体自然直立，头部端正，使下颌内收，双眼平视前方，上半身稍微前倾，臀部微翘，双脚分开与肩部同宽，然后翘起脚尖，将身体重心放在足跟上，膝盖伸直，自然呼吸，用脚后跟向前走或向后走，双臂自然摆动。

前进后退法

用上述前进和倒走法的姿势，向前走三步，然后后退两步；也可向左走三步，然后向右走两步。

下楼梯法

下楼梯时，身体自然直立，头要端正，下颌内收，一手扶着扶手，伸直膝盖，脚尖翘起，用脚后跟下楼梯。这个方法适合身体比较好、手脚灵便的女性，年龄大的女性不宜用这个方法。

深蹲能美臀，还能升体温

下蹲时，身体的重量向下压挤腿部肌肉中的血管，加快下肢的静脉血液流向心脏；起立后，身体重量对下肢肌肉的挤压解除了，从心脏泵出来的动脉血快速进入下肢，如此反复下蹲、起来、再下蹲，可加快身体血液循环和新陈代谢，使身体能量得到释放，身体变得暖和起来。

下蹲还能消耗很多热量，可以减掉身上多余的脂肪，特别是臀部和大腿堆积的脂肪；另外下蹲时由于挤压到腹部，可以促进腹腔脏器周围的脂肪燃烧分解，减少脂肪的积累，亦可刺激胃肠分泌消化酶，促进消化。现代职场女性平时运动量不多，可在工作疲惫时，在座位附近练习下蹲，既能减肥又能暖身。特别是冬天怕冷、容易手脚冰凉的女性，若经常做下蹲动作，能让体温上升。

下蹲的方法

身体自然站立，全身放松，两腿分开略比肩宽，双手向前伸展，然后脚趾抓地，舌顶上颚，弯曲膝盖缓慢下蹲，停留数秒后缓慢起立。刚开始练习下蹲时，可先半蹲，然后逐渐蹲至大腿与地面平行，最后完全蹲下。下蹲时要保持膝盖位置不动，且不要超过脚尖。也可以做踮脚蹲和足跟蹲。

踮脚蹲的方法　两只脚的前掌着地，足跟离开地面，膝盖弯曲自然下蹲至大腿压在小腿上，坚持30秒钟至1分钟，然后缓慢起立。重复动作3~5分钟。

足跟蹲的方法　身体自然站立，脚尖上翘，将重心放在足跟上，手扶固定把手，然后缓慢下蹲至大腿压在小腿上，坚持30秒钟至1分钟，然后缓慢起立。重复动作3~5分钟。做足跟蹲时，因为脚的前掌悬空，身体重心向后，很容易向后倒，所以练习时要注意安全。

热水浴促进血液流动

血液从人体的心脏左心室出发，然后沿着"大动脉—动脉—小动脉—毛细血管"的顺序流动，为内脏器官以及肌肉等各部位输送氧气和营养物质。血液循环顺畅，人就不容易生病。但是，身体里如果寒气重，就会使血管收缩，阻碍血液的运行，使身体各部位得不到及时的氧气和营养补充，从而发生疾病。很多女性容易手脚冰凉、面色暗黄或苍白、痛经、月经不调，其实就是血液受阻，手脚、子宫得不到足够的血液而导致的。所以，女性要尤其注意保持血液循环的畅通。

中医强调"寒者热之"，身体里有寒邪在作怪，那就要用热气把它逼走，热水浴就是很好的祛寒方法。洗热水浴时，水的温热刺激可使人皮肤毛孔张开，给寒邪创造"逃跑"的通路。身体里寒气少了，原来收缩的血管就变得正常了，血液也就流畅了。女性有条件的最好每天都要洗个热水浴。不过，在洗热水浴时需要注意以下几个问题。

（1）注意水温

《千金要方》中说：沐浴"不得大热，亦不得大冷，皆生百病。"洗热水浴时，水温的高低要根据自己的感觉来调节，一般宜控制在38~42℃。水温过高，不仅会烫伤皮肤，还容易让人出汗，而汗出过多易伤津气，出汗后遭风吹，特别容易导致感冒、发热、咳嗽等。

过高的水温和室温会使全身皮肤血管扩张，大量的血液集中到皮肤表面，导致心脑血管系统供血不足，轻者会出现头晕、心慌、乏力的症状，重者可能诱发急性心肌梗死、脑梗死等。

冷水浴虽然对增强身体抵抗力有帮助，但女性不论在什么情况下都不要尝试。因为冷水可使血管收缩而阻碍血液循环，不仅容易感冒，还会导致痛经等问题。

（2）控制好时间

不论是淋浴还是泡澡，时间都不宜过长，以20分钟左右为宜。在浴室停留时间太长，会使体力消耗过大，供氧不足，从而诱发心绞痛或使血压升高。尤其是患有高血压、冠心病的女性，洗澡的时间要控制在10分钟以内。

（3）不要在过饥或过饱时洗热水浴

刚吃完饭或者是很饿的时候不宜洗澡。因为人在饥饿时，体内热量减少，血糖会降低，而洗热水浴要消耗许多热量，这些热量又主要靠血中葡萄糖氧化来补充，所以人在饥饿时洗热水浴，极易头晕眼花、胸闷气短，甚至昏厥。如果在过饱时洗热水浴，全身体表的血管被热水刺激而扩张，肠胃等消化器官的血液就会被抽调到体表部位，造成内脏供血不足、消化不良等。

（4）月经期间不宜泡澡

如果正在月经期，宜采取淋浴，忌泡澡。因为经期女性会流失一部分气血，抵抗力会比平时下降，泡澡时水中的细菌极易进入阴道而发生感染，引起阴道炎、宫颈炎等妇科炎症。

贴心提示

洗澡时要注意前后温差，尤其是秋冬季节，如果带着一身冷气进入浴室，较大的温差会使血管及心脏负担增大，这对有心血管疾病的人来说是十分危险的。如果再加上通风条件差，就会引发头晕、胸闷、气促、呼吸困难等症状。所以，刚从户外回来不宜立即洗澡，应休息一段时间后再洗。

日光浴——让自然的阳气帮你升体温

补阳气、暖身体不一定要吃药，大自然就有天然的阳气——太阳。经常进行日光浴（晒太阳），也可以为我们的身体补充阳气，使身体变得温暖。

4 个部位一定要晒到

日光浴跟平常晒太阳不一样，有几个部位必须晒到：头部、腿脚、手心、后背。

人体头顶的百会穴是诸阳之会，是人体接收天地阳气的部位。五脏六腑之精华和清阳之气都汇集头部。进行日光浴时，一定要让阳光晒到头顶，阳气才能源源不断进入身体。冬天阳光晴好时，不妨摘下帽子和围巾，让头部充分沐浴在阳光下。

俗话说："寒从足下起。"女性如果阳气不足，一年到头腿脚都是冷冰冰的，全身也暖不起来。所以日光浴的时候应该晒晒腿脚，让阳光带走腿脚的寒气，还能补充维生素D，加速钙质的吸收。夏天时经常穿短裙、短裤，很容易就能使腿脚进行日光浴，而冬天时穿得厚，阳光不容易穿透，可穿上深色的裤子，以吸收阳光，使腿脚部位变暖。

进行日光浴时，很多人都忽略了一个部位，那就是手心。手心有一个很重要的穴位，即劳宫穴。自然握拳，中指尖下所指处就是劳宫穴。俗话说十指连心，手上的血管脉络与心脏相连，但因为处于边缘位置，气血流通常常不足。进行日光浴时，可将双手摊开，手心朝向太阳，让和煦温暖的阳光刺激手部，从而让血液循环更顺畅。

除了头部、腿脚、手心这三个部位外，还有一个部位不能忽略，那就是背部。人体腹为阴，背为阳。人体的督脉、足太阳膀胱经，以及五脏六腑的背俞穴均分布在后背。晒晒这些穴位，能起到调理脏腑气血的作用。背对阳光晒一会儿，就能感觉到整个身体都暖暖的，十分舒畅。中医认为："背为阳，心肺主之。"所以经常晒后背还有强壮心肺的作用。

不同季节怎么晒太阳

阳光虽然一年四季都有，但每个季节的阳光各有不同，要根据季节特点来安排日光浴。

春季的阳光看似温和，但紫外线的杀伤力丝毫不逊色于夏日，而这个季节人的皮肤对紫外线的敏感度也高，所以春天日光浴虽然舒服，但并不是越多越好。通常上午10点左右阳光最好，紫外线偏低，阳光也会使人觉得温暖柔和，进行日光浴最好。

夏天阳光比较强烈，紫外线会对皮肤造成一定的伤害，而且还容易中暑。所以夏天晒太阳最好避开日照最强烈的正午，建议在上午9点之前日光浴20分钟即可。

秋天由于太阳照射地球的角度变化，光照强度比春夏要降低，光照时间也相对要减少，再加上天气干燥，如果这时刻意晒太阳反而会出现咳嗽、咽喉肿痛、皮肤干燥等秋燥现象，所以秋天不用专门进行日光浴。

冬天不仅气温低，阳光灿烂的日子也很少，日光少也就意味着寒气容易入侵身体。所以冬天只要天气晴好就应当到户外晒晒太阳，特别是中午11点~下午2点，此时的阳光最暖和。

每天泡泡脚，气血畅通身体暖

双脚承担着身体的全部重量，每日来去奔波，可谓劳苦功高，但受关注的程度并不高，其实，脚与人的身体健康也有着密切的关系。

人体就像电脑一样，光有硬件不行，还需要有一个信息通路，以联络身体的气血、脏腑、肢节、内外。这个信息通路就是经络。而脚是人体经络循行最关键的区域之一，经络中11条经脉或络脉均循行或起始于足部，约有70个穴位分布于双足。

经常用热水泡脚，水温的刺激可以使腿脚部位的皮肤温度升高，血管扩张，血液循环加快。如果在泡脚水中加入适当的中药，中药的气味刺激，以及药物的有效成分通过皮肤渗透进身体里，都能推动血脉运动、调理脏腑、平衡阴阳。

水温合适，效果才好

泡脚时，不论是使用加热式足浴盆，还是一般的杉木盆或塑料盆，都要注意水温，要控制在38~45℃。水温过高，容易烫伤皮肤；水温过低，会影响足浴的效果。当然，也不必拘泥于此，可以根据自己的感觉调节水温，以感觉轻松舒适为度。

泡脚的时间决定泡脚效果

泡脚的次数并不是越多越好，每次泡脚的时间也并非越长越好，时间太长可能影响到心脏、大脑的供血，出现胸闷、头晕等不适。一般每天晚上睡前1个小时泡15~20分钟，每天1次即可。次数过多，有可能导致出汗增多，使身体水分和热量流失，致身体缺水或感冒。

借助小石子，使气血更畅通

泡脚时，可在脚盆里放上些小石子，一面泡脚一面踩、搓、夹这些小石子，可更好地刺激脚部经络穴位，使气血流动更畅通。选择小石子时，一定要选择比较圆滑、没有棱角的，乒乓球大小的即可。

泡脚水不一定要没过小腿

日常生活中泡脚没过脚踝即可，不一定非要淹没小腿，尤其是心脏病、低血压、静脉曲张患者，泡脚时水量淹没小腿，有可能使腿部的血液剧增而引发或加重病情。

对于身体健康的人来说，如果腿部麻木、冰凉，泡脚的时候水量最好尽量淹没小腿，以促进血液循环，温热皮肤，改善上述症状。

如果是用中药泡脚，最好是淹没小腿，达到膝盖为好。因为小腿上遍布穴位，而且小腿角质层薄，面积大，药物容易吸收。水温对经络能起到刺激作用，能促进气血运行，强化脏腑功能。

贴心提示

饭后半小时内不宜泡脚，因为泡脚会加速下肢血液循环，使血液大部分流向下肢和体表，影响胃部血液的供给，长期下来会造成消化不良。因此，泡脚应在饭后半个小时以后再进行。此外，空腹的时候也不宜泡脚，因为泡脚时人容易出汗，消耗较多的热量，而空腹状态下人体糖原贮量较少，这时泡脚容易使血糖过低，出现胸闷、心慌等低血糖症状。

泡完脚后要注意保暖

俗话说："脚受风，看郎中。"双脚经过热水浸泡，毛细血管扩张，毛孔全部打开，如果不及时擦干，特别容易着凉、感冒。因此，泡脚之后一定要注意脚部保暖，要及时将双脚擦干，然后用双手来回搓脚使其皮肤发红，再穿上袜子即可。如果是冬天，穿上袜子之后，还应穿上毛绒拖鞋。

温阳祛寒泡脚方推荐

体内寒邪重的女性，可在医生的指导下，在泡脚水中加入一些中药，祛寒温阳效果更好。

生姜泡脚方

【原料】生姜1块，花椒1小撮。

【做法】1.生姜切片，花椒用干净的纱布包好，然后放入锅中，加入1升水，大火煮沸后转小火继续煮20分钟，挑去花椒包和姜片。

2.将汤药倒入盆中，兑入适量热水，使水量淹没小腿，每天晚上睡前泡脚20分钟左右。

艾叶泡脚方

【原料】艾叶20克，红花5克，干姜30克。

【做法】1.将三味药物放入锅中，加入1升水浸泡5分钟，大火煮沸后转小火煎煮20~30分钟，滤去药渣。

2.将汤药倒入盆中，兑入适量热水泡脚15~20分钟。每天1次。

热敷——缓解冷痛最见效

　　热敷是一种古老的祛寒除湿的保健方法，它能使血管扩张，血液循环加快，使人体快速升温，身体变暖。因为这种方法见效快，操作简便，不仅能作为保健之用，也是自我防治疾病的常用疗法之一，尤其是当身体某一部位出现冷痛时，用热敷的方法，能快速祛寒止痛。

　　以下是常见冷痛的热敷方法，适合居家调理使用：

风寒头痛

　　将热毛巾放在额头或后脑勺，直至感觉毛巾变凉，再换热毛巾，反复3~4次。热敷可刺激头部穴位，促进气血循环，缓解因感染风寒而导致的头痛、头晕症状，还可提高反应力和思维能力。

颈椎冷痛

　　取粗盐500克炒热，装入布袋中，晾至合适的温度后敷在疼痛的部位，可促进血液循环，缓解肌肉痉挛。

关节冷痛

　　取花椒100克、鲜生姜50克、小葱葱白25根，切碎并混合均匀后装入布袋中。把布药袋放在关节疼痛处，上面再放一个热水袋，热敷30分钟左右，可散寒止痛、祛风除湿。或将食用盐300克用铁锅炒热，装入缝制好的布袋中，待温度适宜后放在局部关节或是肌肉处热敷。

痛经或寒性腹痛

　　小茴香或粗盐300克炒热，装在布袋中，晾至合适的温度，然后用来敷腹部，可祛寒、祛瘀、活血、止痛。

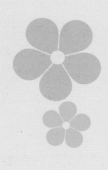

第六章

吃对了，身体就能时时暖和

　　食物是最好的医药，吃对了可补充营养、缓解不适，若吃错了，则会加重不适症状。女子属阴，特别容易感受寒邪，因此在吃上更应多下功夫。常吃温补阳气的食物，可以帮助我们抵御寒邪，让身体时刻保持温暖。

温热食物，让你的身体暖起来

　　中药分四性五味，其中四性指的是寒、热、温、凉。其实，我们日常吃的食物也分寒、热、温、凉四性，寒性食物可泻火解毒；热性食物温阳散寒；温性食物暖身助阳；凉性食物清热除烦。中医上强调"热者寒之，寒者热之"。因此，经常手脚冰凉、一年四季都怕冷、虚寒腹痛、宫寒痛经的女性，一定要多吃温热的食物，以温补阳气、祛除寒湿。

寒性体质者宜吃的温热食物

食物种类	食物举例
谷豆类	糯米、蚕豆
蔬菜类	生姜、大蒜、葱、韭菜、圆白菜、芥菜、南瓜、蒜苔、蒜黄等
水果类	红枣、芒果、樱桃、榴莲等
干果类	核桃、栗子、松子、榛子、花生等
肉类	羊肉、牛肉、鸡肉等
鱼类	泥鳅、草鱼等
其他	低度糯米酒、红酒

一些性平的食物，如山药、土豆、红薯等，可平补脾胃，使气血生化有源，让身体能得到足够的营养支持，对保持身体温暖也有很大的助益。

食物的温度也会影响到身体温度

夏天很多人都有这样的体会，外出大汗淋漓，回到屋里，从冰箱拿一瓶冰镇饮料一饮而下，整个人瞬间都感到十分冰爽。相反，在冬天天寒地冻时，喝一杯温热的开水，也能让身体很快变得暖起来。由此可见，食物的温度对人体的温度影响是很直接的。

冰镇饮料、冰镇西瓜、冰激凌等冷食可刺激肠胃，影响到脾胃功能，同时也会让寒气通过食管进入人体，使全身血管收缩，影响气血流通，身体各部位得不到足够的血液，就会觉得全身都冷。所以无论是什么季节，对于女性来说，都要远离这类食物，多吃温热的食物，让自己的身体时刻都暖暖的。

适当吃辛辣食物也能祛寒

适当吃辛辣食物可以促进消化液分泌，增进食欲，还能祛风发汗，使寒邪通过汗液排出体外，起到温暖身体的作用，有益于怕冷、易冻伤等寒性体质的女性。不过，辛辣食物也不能吃太多，吃多了会耗损津液，使人出现便秘、口腔溃疡、口臭等上火症状。而且辛辣食物对肠胃也有刺激作用，有胃溃疡、食管炎、便秘、痔疮的人，一定要避免食用。

贴心提示

寒性体质的女性平时还要适当吃一些芳香食物，如香菜、桂花、香葱等。这类食物有助于促进气血循环，祛除体内寒湿，改善寒性体质。

羊肉不仅能暖身，还能增强免疫力

羊肉自古就被视为暖元阳、补益气血的温热补品。李时珍在《本草纲目》中说："羊肉能暖中补虚，补中益气，开胃健身，益肾气，养胆明目，治虚劳寒冷，五劳七伤"。适当食用羊肉不仅有助于祛寒、暖胃、健脾、排湿气，还有补肾壮阳的作用。

怕冷、病后虚寒、产后虚弱或腹痛的人最适合食用羊肉。张仲景在《伤寒杂病论》中就用当归生姜羊肉汤来温阳散寒，辅助治疗各种寒证，如脾胃虚寒、腹痛腹泻及气血不足、中阳不振之证。

羊肉含有丰富的蛋白质及赖氨酸、精氨酸等多种人体必需氨基酸，还富含钙、铁等矿物质，能增加人体热量，起到暖身的效果。对提高人体免疫力也很有帮助。

食材小档案

性味：性温味甘

归经：归脾、肾经

功效：益气补虚，祛寒暖胃

食用宜忌

适宜人群：一般人均可食用，尤其适合体虚胃寒者。

忌食人群：有上火症状以及肝炎、高血压、急性肠炎等患者不宜过多食用。

烹调窍门

采用下面的办法，可有效去除羊肉的膻味。

1.食用前将羊肉切片或切块后，用冷却的红茶水浸泡l小时。

2.将羊肉洗净后用流动的清水漂去血水，加入5枚红枣后将羊肉入锅中烹煮。

3.煮羊肉时放几个山楂或几片白萝卜，炒羊肉时放些葱、姜等，可去除膻味。

驱寒食谱

当归生姜羊肉汤

【原料】当归20克，生姜15克，羊肉300克，盐、料酒各适量。

【做法】1.当归洗净，用清水浸软备用；生姜洗净，切片备用。

2.羊肉剔去筋膜，放入冷水锅中略煮，除去血水后捞出，切片备用。

3.当归、生姜、羊肉放入砂锅中，加入适量水、料酒，大火煮沸后撇去浮沫，再改用小火炖至羊肉熟烂，加入盐调味即可。

【功效】生姜温中止呕、解表散寒；当归补血活血、调经止痛、改善气血虚弱；羊肉滋补暖胃。此汤可改善气滞血瘀、气血虚弱、阳气不足等。

清炖萝卜羊肉

【原料】白萝卜200克，羊肋排 500克，枸杞子10克，大葱2段，生姜1块，花椒20粒，白芷10克，草豆蔻5颗，陈皮5克，盐适量。

【做法】1.羊肋排洗净，切成大块，放入冷水锅中，大火烧开氽烫出血水，捞出洗净；所有香料装入调料包中，扎紧袋口；生姜拍破；白萝卜洗净去皮，切成厚片，放入锅中，加入适量冷水煮沸，继续煮2分钟，捞出备用。

2.汤锅中放入羊肋排、葱段、生姜和香料包，注入足量冷水，大火煮开后调小火加盖煲煮1.5小时。加入白萝卜片和枸杞子煮10分钟，加盐调味即可。

【功效】此汤温中下气、清痰止咳，适合身体羸弱、虚寒怕冷、咳嗽气弱者。

贴心提示

羊肉温热而助阳，一次不要吃得太多，最好同时吃些蔬菜，以免上火。

身体有发炎症状，如喉咙痛、感冒发热、肠胃炎、腹泻、皮肤炎、肝炎等，以及高血压、高脂血症患者，不宜多食羊肉，以免加重症状。

牛肉炖汤，让脾胃暖暖的

脾胃是后天之本，人体后天的阳气需要脾胃的支持，只有脾胃健运，气血生化有源，全身的阳气才能得到源源不断地补充。而牛肉是温补脾胃的佳品。《医林纂要》中说："牛肉味甘，专补脾土。脾胃者，后天气血之本，补此则无不补矣。"脾胃虚冷的人容易消化不良、腹胀、腹部冷痛，适量吃牛肉可改善上述现象。冬天天气寒冷，常会对脾胃造成刺激而诱发胃病，所以冬天应适当多用牛肉来炖汤喝，可以温补脾胃，避免胃病复发。

中医常说："牛肉补气，功同黄芪。"牛肉的补气作用跟黄芪不相上下，脾气虚的女性容易气血亏虚、怕冷、手脚冰凉，尤其是冬天，常常穿得很厚还是觉得冷，多吃一些牛肉或喝牛肉汤，可益气健脾，使身体暖起来。

食材小档案

性味：性温，味甘

归经：入脾、胃经

功效：补脾胃，益气血，强筋骨，补虚健体

食用宜忌

适宜人群：适合久病或病后体虚、气短乏力、手脚冰凉、面色苍白或萎黄者。

忌食人群：患有感染性疾病、肝病、肾病、疮疥、湿疹、水痘的人，以及消化能力弱者不宜多吃。

烹调窍门

采用以下方法炖牛肉，可使牛肉吃起来更香。

· 牛肉含有可溶于水的芳香物质，这种物质在煮肉的时候溶解在汤中越多，肉汤味道就越浓，肉块的香味则会变淡。所以肉块切得适当大一点儿，可以减少肉中芳香物质的溶解，这样肉吃起来更香。如果以喝汤为主，则要切小块。

· 不要一直用大火煮，因为肉块遇到高温，肌纤维会变硬，肉块就不易煮烂。

· 在煮的过程中，最好一次性加够水，减少加水的次数。

· 牛肉焯水时应冷水下锅，不能直接放入热水中焯水，否则血水会闭在里面出不来，肉的口感也会变差。

驱寒食谱

西红柿炖牛肉

【原料】牛肉500克，西红柿100克，葱1根，生姜、料酒、生抽、盐各适量。

【做法】1.牛肉洗净，切大块；西红柿洗净，去蒂切块；葱洗净，切小段；生姜洗净，切片。

2.锅中倒入适量油，加热后放入葱、姜爆香，随后放入牛肉翻炒至肉变色，倒入生抽、料酒和适量水没过牛肉。

3.大火烧开后转小火炖1小时至肉软烂，放入西红柿继续煮15分钟，加盐调味即可。

【功效】西红柿的酸甜，搭配牛肉的温补，可以开胃促进食欲，增强脾胃功能，同时也能让身体很快变得温暖。

牛肉炖萝卜

【原料】牛肉500克，白萝卜1根，生姜、大葱、小葱、盐各适量。

【做法】1.牛肉洗净切块，入冷水锅，煮出血水和浮沫，捞出用热水冲净。

2.白萝卜洗净切块，生姜洗净切片，大葱、小葱洗净切段。

3.将牛肉、生姜、大葱一起放入砂锅中，倒入适量水，大火煮沸后转小火炖1小时，加白萝卜炖至熟软，加盐调味，撒上小葱段即可。

【功效】白萝卜理气和中，牛肉健脾益气、暖身祛寒，一同煮汤食用可改善脾胃虚寒、身体怕冷、寒性腹痛等症。

鸡肉满含补虚祛寒的力量

在古代，鸡肉被誉为"济世良药"，因为它滋补作用很强，对于营养不良、畏寒怕冷、倦怠乏力、月经不调、脸色苍白、水肿、贫血、身体虚弱等有很好的调养作用。在民间，也常用母鸡炖汤作为滋补身体之用。

从营养学的角度来看，鸡肉所含的蛋白质含量比例较高，种类多，而且消化率高，容易被人体吸收利用，而且还含有维生素A、维生素C、钙、铁、磷等多种物质，身体虚弱、经常着凉感冒的女性适量吃鸡肉，可强壮身体，增强免疫力。

食材小档案

性味：性微温，味甘

归经：归脾、胃经

功效：温补脾胃，温阳益气，强体补虚

食用宜忌

适宜人群：一般人都可食用，尤其适合身体虚弱的老人，以及病后久虚、月经期过长的女性。

忌食人群：肝阳上亢、口腔糜烂、皮肤疖肿、大便秘结者，以及感冒伴有头痛、乏力、发热的人。

烹调窍门

想要做出又嫩又滑的鸡肉，可参考以下方法：

1.老母鸡如果用大火炖，肉质比较硬，口感也不好，如果在炖之前用淡醋水浸泡2个小时左右，肉质会变得鲜嫩。

2.炒鸡肉时，加入一两勺啤酒，不仅能增加菜肴香气，而且可以使鸡肉变得更加滑嫩可口。

3.在烹饪鸡肉前，用淀粉、鸡蛋清抓匀腌制5分钟，鸡肉的口感又嫩又弹。

驱寒食谱

苹果百合鸡汤

【原料】鸡1只，苹果1个，百合30克，红枣8枚，大葱、生姜、盐各适量。

【做法】1.鸡处理干净，剁成大块，冷水下锅煮出血水，捞出用热水冲净。

2.百合泡软，红枣洗净去核，大葱洗净切段，姜洗净切片。

3.将鸡块放入砂锅中，加入红枣、百合、葱段、姜片，加入适量水，大火煮沸后撇去浮沫，转小火炖1.5小时，去掉葱、姜，加盐调味即可。

【功效】鸡肉温补脾胃，增强体质；红枣益气健脾，温中助阳；百合和苹果滋阴润燥。各种食材一同煮汤，滋补效果显著，尤其是苹果和百合的滋阴润燥作用能泄掉鸡肉的温燥之气，使这道汤补而不燥。

山药茶树菇鸡汤

【原料】鸡1只，干茶树菇30克，胡萝卜1根，山药半根，姜片、盐各适量。

【做法】1.鸡处理干净，去掉肥油，剁成块；胡萝卜洗净，切滚刀块；山药洗净，去皮，切滚刀块；茶树菇用温水泡软。

2.将鸡肉放入锅中，加入适量水煮出血水，捞起冲净。

3.将鸡肉和其余材料一起放入砂锅，大火煮沸后转小火炖2小时，调味即可。

【功效】鸡肉和山药都有温补脾胃、补虚健体的功效，再搭配富含营养的胡萝卜和茶树菇，滋补效果显著，非常适合冬天手脚冰凉的人以及病后体虚者食用。

贴心提示

在选购鸡肉时，要注意：鸡肉的表面如果具有光泽且有弹性，表示比较新鲜；不新鲜的鸡肉会分泌出肉汁，肉质也会变得较软。煮汤用鸡肉最好选用现宰杀的，冰冻的味道会差一些。

泥鳅能帮你消肿

民间有"天上斑鸠，地上泥鳅"的说法，这句话传达了两个意思，一是泥鳅的味道和肉质十分鲜美，二是泥鳅的营养价值、药用价值都很高。

在中医上，泥鳅不仅是食物，而且还是一味常用的药物。中医认为，泥鳅是补肾益脾的佳品，可增强脾胃功能，改善因脾胃阳虚引起的水肿、小便不利、阳痿、遗精等症。女性脾肾亏虚会引起盗汗、自汗，坚持每周吃几次泥鳅，就能滋补脾肾，改善症状。

食材小档案

性味：性平，味甘

归经：归脾、肝、肾经

功效：补益脾肾，利水消肿

食用宜忌

适宜人群：一般人都可食用，尤其适合身体虚弱、腰酸背痛、自汗、盗汗的人，以及营养不良、脾胃虚寒者。

忌食人群：腹泻、感冒发热者，以及湿疹、皮炎等皮肤病患者不宜食用。

烹调窍门

泥鳅刚买回来不要立即烹调，宜先放入桶内，加适量水，滴几滴油，约1个小时后，泥鳅会将泥沙吐净，此时再换水清洗，宰杀后烹调。

泥鳅买回来后如果不能立即食用，可先用水漂一下，然后放在装有少量水的塑料袋中，扎紧口，放在冰箱中冷冻，泥鳅长时间不会死掉，只是呈冬眠状态。要烹调时，取出泥鳅，倒在一个冷水盆内，待冰块化冻时，泥鳅便会复活。

驱寒食谱

黑豆泥鳅汤

【原料】泥鳅250克，黑豆80克，黑芝麻、枸杞子各15克，盐少许。

【做法】1.黑豆、黑芝麻洗净备用；使泥鳅吐尽泥沙，然后放冷水锅内，加盖，加热烫死，捞出洗净，沥干水分后下油锅煎黄，铲起备用。

2.把黑豆放入砂锅内，加水适量，大火煮沸后用小火炖至黑豆将熟，放入泥鳅、黑芝麻、枸杞子，煮至黑豆熟烂，最后加入盐调味即成。

【功效】此汤滋阴补肾，乌发明目，适用于肾阳不足引起的手脚冰凉、身体倦怠、头发早白等。

紫苏干煸小泥鳅

【原料】泥鳅500克，鲜紫苏叶200克，生姜、大蒜、盐、干辣椒、白芝麻、花椒、小葱各适量。

【做法】1.泥鳅处理干净；干辣椒切段，生姜、大蒜、小葱洗净切末，紫苏叶洗净切丝。

2.锅内加入油，待油温高时，将泥鳅放入，中火慢慢煸炒至金黄酥脆后，盛起备用。

3.用余油炒香姜末和蒜末，放入干辣椒、花椒同炒，最后放入紫苏、泥鳅翻炒片刻，加盐调味，撒上白芝麻、葱花即可。

【功效】紫苏祛风散寒，搭配滋补脾肾的泥鳅，可暖脾阳、补肾阳，非常适合冬季食用。

贴心提示

泥鳅死后可孳生大量致病微生物，因此购买时要挑选鲜活的泥鳅。

常吃南瓜，能让你变美

饮食能为身体提供能量，对维持人体体温非常重要，吃下去的食物必须经过脾胃的消化吸收才能转化为气血能量，所以保持脾胃的健运十分关键。南瓜具有补中益气、温补脾胃的功效，其所含的果胶还可以保护胃黏膜，丰富的膳食纤维可促进肠胃蠕动，帮助消化。脾虚的女性容易便秘、腹胀，平时多吃南瓜，可强健脾胃，减少不适。

南瓜还有一个很重要的功效——补血养血。南瓜中富含钴、锌、铁等微量元素，其中钴有助于血液中红细胞的生成；锌可影响成熟红细胞的功能；铁则是制造红细胞必不可少的物质。气血亏虚的人平时多吃南瓜，对面色苍白或萎黄、倦怠乏力、排便无力等有很好的改善作用。

食材小档案

性味：性温，味甘

归经：归脾、胃经

功效：补中益气，温补脾胃，补血养血

食用宜忌

适宜人群：一般人都可食用，尤其适合便秘、腹胀、肥胖的人及高血压、肾病患者。

忌食人群：湿热内蕴者。

烹调窍门

　　买瓜果蔬菜都是要挑鲜嫩的，但是秋季大量上市的南瓜，却是应该要挑选老的。南瓜越老，所含的水分也就越少，含糖量越大，而且筋少，口感敦实厚重，味道绵甜。挑南瓜时，相同体积的南瓜宜选较重，且外形完整、表面无黑点的。

　　南瓜的外皮富含多种营养素，不宜削皮，这样还可以在南瓜煮得过烂时，保持形状和口感。煮前如局部表皮有溃烂，应先切掉再烹调。

驱寒食谱

南瓜山药小米粥

【原料】小米50克，南瓜、山药各100克。

【做法】1.南瓜去籽，洗净，切小块；山药洗净，去皮，切小块。

2.小米洗净，与南瓜、山药一同放入锅中，加适量水煮成粥。

【功效】此粥温补脾肾，可改善因脾肾阳虚所致的消化不良、腹胀、浑身无力、便秘等症。

红枣银耳南瓜羹

【原料】红枣5枚，银耳5克，南瓜200克，冰糖适量。

【做法】1.南瓜去籽，洗净，切小块；银耳用温水泡发，去掉杂质和黄色的根；红枣洗净，去核。

2.将所有材料放入锅中，大火煮沸后转小火炖至南瓜软烂即可。

【功效】银耳润肺益气，红枣补脾益气，与南瓜搭配，可起到气血双补、健脾润肺的作用。

春天的韭菜，能调动身体的阳气

韭菜自古以来就被视为补肾壮阳的佳品，也因此而得名"起阳草"。《本草拾遗》中说："韭温中下气，补虚，调和脏腑，令人能食，益阳……""凡菜中此物最温而益人，宜常食之"。肾虚的女性容易手脚冰凉、怕冷，适当吃韭菜可增补阳气。

韭菜的辛辣之味可活血化瘀、行气导滞，对寒凝瘀滞所致的胃寒、腹痛、痛经等有改善作用。另外，韭菜含有挥发性精油及硫化物等特殊成分，散发出一种独特的辛香气味，可疏肝理气，增进食欲，增强消化功能。

食材小档案

性味：性温，味辛

归经：归肝、胃、肾经

功效：补中益气，壮阳固精，补肝暖肾，温暖腰膝，止汗固涩

食用宜忌

适宜人群：适合一般人食用，尤其适宜面色苍白、手脚冰凉、怕冷的人，肾阳虚型便秘者，宫寒导致月经不调的女性，以及产后乳汁不足者。

忌食人群：平时消化不良或有痔疮、胃肠溃疡者不宜吃韭菜。

烹调窍门

韭菜富含硫化物，但硫化物遇热易于挥发，因此炒韭菜时要急火快炒，这样才能保持韭菜的香气和口感。也可以将韭菜入沸水中氽烫1~2秒钟，捞起与其他食物拌食，能最大限度地保留营养和口感，但消化功能较差的人不宜这样食用。

"春初早韭，秋末晚菘。"韭菜的品质在初春时节最佳，晚秋的次之，夏季的最差。

驱寒食谱

韭菜炒核桃仁

【原料】核桃仁30克，韭菜200克，盐适量。

【做法】1.核桃仁用开水浸泡去皮，沥干备用；韭菜择洗干净，切段。

2.锅中加油，烧至七成热时，放入核桃仁，炸至焦黄，再加入韭菜、盐，翻炒至熟。

【功效】此菜补肾助阳、温暖腰膝，适用于肾阳不足，腰膝冷痛等症。

韭菜炒鸭血

【原料】鸭血200克，韭菜300克，红辣椒1个，盐、白糖、生抽、料酒、生姜各适量。

【做法】1.将鸭血洗净切片，韭菜洗净切段，生姜去皮切丝。

2.锅中加适量水，淋入少许料酒，加半勺盐，将鸭血倒入锅中，水开后煮3分钟，捞出。

3.另起锅，放少许油，下入姜丝、红辣椒煸炒出香味，然后将鸭血倒入锅中，翻炒片刻。

4.先下入韭菜梗翻炒数秒钟，接着下入韭菜叶，加少许盐、白糖，淋入适量生抽，翻炒至韭菜变软即可。

【功效】此菜有滋补脾肾、补血养血、润肠排毒的作用。

贴心提示

　　韭菜每次食用不宜过多，《本草纲目》中记载："韭菜多食则神昏目暗，酒后尤忌。"建议韭菜每天的食用量控制在100~200克为宜。

胃寒的人，可常吃糯米

《本草经疏论》中说："（糯米）补脾胃、益肺气之谷。脾胃得利，则中自温，力便亦坚实；温能养气，气顺则身自多热，脾肺虚寒者宜之。"糯米又叫江米，中医认为，糯米性温，味甘，能够补养人体正气。吃了糯米之后会周身发热，起到御寒、滋补的作用，可缓解气虚所致的盗汗、妊娠后腰腹坠胀、劳累后气短乏力等症。

糯米最主要的功效是温补脾胃，改善脾胃气虚、寒性腹泻及胃寒等症状。

食材小档案

性味：性温，味甘
归经：归脾、肾、肺经
功效：益气健脾，生津止汗

食用宜忌

适宜人群：一般人都可食用，尤其适合体虚自汗、盗汗、多汗、血虚、头晕眼花、脾虚腹泻者。

忌食人群：凡湿热痰火偏盛之人忌食；发热、咳嗽痰黄、黄疸、腹胀者忌食；糖尿病、消化不好的人要少吃。

烹调窍门

糯米跟不同的食物搭配食用，所起到的作用也不尽相同。如：

糯米同红枣一起煮粥，可改善阳虚导致的胃部隐痛；

糯米同莲子、红枣、山药一起煮粥，可以改善脾胃虚弱、腹胀、倦怠、乏力等症状；

糯米酒煮沸后加鸡蛋煮熟，可改善脾胃虚寒导致的腹泻、消化不良等。

驱寒食谱

红豆糯米桂圆粥

【原料】糯米、赤小豆各50克，桂圆肉10克，冰糖适量。

【做法】1.糯米、赤小豆淘洗干净，放入砂锅中，加适量水浸泡4个小时。

2.大火煮沸后转小火煮至糯米、赤小豆软烂，再加桂圆肉、冰糖继续煮20分钟即可。

【功效】糯米温补脾胃，桂圆肉滋补气血，赤小豆健脾利湿。三者一同煮粥，则温胃散寒，补而不燥，很适合脾胃虚寒者食用。

糯米紫薯糕

【原料】糯米80克，紫薯200克，白芝麻适量。

【做法】1.糯米洗净，提前泡4小时，沥干水分，入锅隔水蒸15分钟。

2.紫薯洗净去皮，刨成丝，入锅蒸10分钟，压成泥，拌入白芝麻。

3.蒸好的糯米饭趁热用木铲捣一捣，让糯米更好地粘在一块。

4.取一方盒，底上铺一张稍大的保鲜膜，铺上一层糯米饭压紧实，在糯米饭上铺上紫薯泥，再铺一层糯米饭压紧，加盖晾凉。

5.提拉保鲜膜，取出米糕，切成块或厚片即可。

【功效】糯米糕健脾益胃、温中散寒，温热时适量食用可改善脾胃虚寒症状。

贴心提示

糯米很黏，难以消化，所以消化功能不好的人若吃糯米，最好用糯米煮粥，而且一定要充分煮烂，这样才能起到温补脾胃、促进消化的作用。

葱姜不只是调料，还是驱寒的良药

姜

不少女性夏天贪凉，爱吃冷饮、经常穿露背装、长时间吹空调。这些习惯带来的后果，常常是寒湿、湿热双重夹击，使人出现头昏恶心、胸闷呕吐、食欲不振、胃部寒痛等。生姜味芳香，性辛辣，可温中燥湿，促进寒湿排出体外，对这些症状有很好的改善作用。

生姜还是中医上治疗风寒的常用药，对外感风寒、胃寒呕吐、风寒咳嗽、腹痛腹泻等有较好的调理作用。

食材小档案

性味：性微温，味辛
归经：归脾、肺、胃经
功效：解表散寒，温中止呕，化痰止咳

食用宜忌

适宜人群：一般人都可食用，尤其适合经常腹部冷痛、宫寒痛经者。
忌食人群：阴虚、内有实热、患痔疮者忌食；高血压患者慎食。

驱寒食谱

生姜红枣茶

红枣10枚，生姜5片，红糖适量，煎汤代茶饮，每日1次。可改善胃部冷痛、寒性腹痛等症。

陈皮姜茶

陈皮6克，生姜12克，以水700毫升煮取350毫升，分3次温服。可理气止呕、促进消化。

葱

身体寒气重的人多吃温热食物，可起到祛除寒邪的作用。大葱属于温性食物，含有辛香物质，可刺激身体汗腺，有发汗散寒的作用。所以中医上也常用大葱来治疗风寒感冒。

大葱中富含的维生素C有舒张毛细血管、促进血液循环的作用，可防止寒凝气滞引起血管收缩，对平衡血压有益。另外，冷食可对肠胃造成刺激，使其收缩而导致腹痛、胃痛，这时用大葱煮水喝，可以舒张胃肠，缓解疼痛。

食材小档案

性味：性温，味辛

归经：归肺、胃经

功效：发汗解表，通阳活血，解毒调味，舒张血管

食用宜忌

适宜人群：一般人都可食用，尤其适合伤风感冒、发热无汗、头痛鼻塞、咳嗽痰多、胃寒者。

忌食人群：多汗、自汗、体臭、阴虚内热者不宜多吃。

驱寒食谱

大葱老姜汤

大葱1根，老姜3片，红糖适量。将大葱洗净切段，老姜洗净，置小锅内，加水2碗煎至1碗，去渣留汤，加少许红糖饮用。此汤可发汗解表、散寒通阳，主治风寒感冒轻症、寒凝腹痛、小便不利等病症，对风寒感冒伴咳嗽尤为有效。

葱白豆豉汤

连须葱白30克，淡豆豉10克，生姜3片，黄酒30克。将葱白、淡豆豉、生姜加水2碗煎沸，再加黄酒煎煮20分钟，去渣取汁，热服，服后盖被取汗。此汤可解表散寒，适用于风寒感冒初起。

桂圆肉是养血美容的佳品

古人很推崇桂圆肉的营养价值，认为它"大补气血，力胜参芪"，还能养心益智。《神农本草经》《本草纲目》等医药典籍中都有记载，认为桂圆肉性温，具有补益心脾、养血安神的功效。

女性因为特殊的生理构造，一生要经历各种生理期，特别容易流失气血，再加上现代女性工作压力大，经常熬夜、用脑过度，会耗损心脾气血。女性平时适当吃一些桂圆肉，能补气养血，预防血虚引起的神经衰弱、心烦气躁、睡眠多梦、脸色苍白、健忘、心悸、身体虚弱等症状。

寒邪具有凝滞收缩的特点，可阻碍气血的运行，而桂圆肉有促进气血运行的作用，身体里气血运行通畅了，寒邪就不会乘虚而入。桂圆肉本身属于温性食物，温补效果显著，所以体质虚寒的女性平时应适当多吃。

食材小档案

性味：性温，味甘

归经：归心、脾经

功效：补心脾，益气血，美容养颜

食用宜忌

适宜人群：一般人都可食用，尤其适合面色萎黄或苍白、倦怠乏力、少气自汗、手脚冰凉、失眠健忘、惊悸怔忡者。

忌食人群：阴虚火旺、糖尿病、风寒感冒、月经过多者不宜多食。

驱寒食谱

姜糖桂圆鸡蛋汤

【原料】桂圆肉（干）15粒，鸡蛋1个，老姜1块，桂花适量。

【做法】1.将桂圆肉和老姜（切片）放入锅中，加一大碗水煮沸。

2.打入鸡蛋煮熟，关火后撒上桂花即可。

【功效】此汤补气养血，可改善面色苍白、体虚乏力、手脚冰凉等症。

桂圆红枣茶

【原料】桂圆肉（干）50克，红枣250克，冰糖80克，蜂蜜适量。

【做法】1.将红枣洗净，去核；桂圆肉洗净。

2.将红枣、桂圆肉、冰糖一起放入锅中，加适量水，大火煮沸后转小火，慢慢熬煮至水渐干。

3.保持小火，用勺子在锅内搅拌，将桂圆肉、红枣压成泥。

4.将桂圆红枣泥晾凉，加入蜂蜜拌匀，然后装入干净的玻璃瓶中封存，放在冰箱里冷藏。

5.每天取1~2勺桂圆红枣泥，加温开水搅匀后饮用。

【功效】桂圆肉和红枣都是补气养血的佳品，两者搭配滋补作用更好，经常食用，可改善身体虚寒症状，也能使皮肤变得红润有光泽。

贴心提示

　　有上火发炎症状时不宜多吃桂圆肉。妊娠早期的孕妇，也不宜服用，否则可能引发胎动及早产。因其葡萄糖含量较高，糖尿病患者也不宜多食。

经常咳嗽的人，可以吃点核桃

核桃性平、温，味甘，入肾、肺经，具有补肾固精、温肺定喘、润肠通便等功效，常用于肝肾亏虚引起的腰腿酸软、筋骨疼痛、大便稀溏、小便增多、头发早白等症状。

寒邪最易耗损肾气，肾气虚衰，人就容易出现排便无力、腰膝酸软、头晕眼花等，多吃核桃，用核桃煮水、煮粥食用，可起到补肾强身的作用。

从营养学的角度看，核桃所含的磷脂可增强细胞活力，促进造血，使皮肤光滑细腻，促进伤口愈合，增进消化能力，提高机体抗病能力，对抵御寒邪、湿邪等有益。核桃中所含的不饱和脂肪酸是大脑发育必备的物质，所以核桃也有很好的健脑益智功效。

另外，核桃还有润肺止咳的作用。寒气入侵肺部，可使肺气虚弱而导致咳嗽，此时宜温肺润肺，核桃即是润肺温肺的佳品。

食材小档案

性味：性平、温，味甘

归经：归肾、肺经

功效：补肾固精，温肺定喘，润肠

食用宜忌

适宜人群：一般人都可食用，尤其适合记忆力减退、经常健忘、失眠、多梦、夜间容易惊醒者，以及肾阳虚便秘、须发早白、腰痛、腿脚酸软、筋骨疼痛、头晕眼花、视力减退者。

　　忌食人群：阴虚火旺、阴虚内热体质，以及患有热性病者不宜多吃。

驱寒食谱

核桃仁拌香椿苗

【原料】核桃仁50克，香椿苗100克，盐、醋、香油适量。

【做法】1.核桃仁用水浸泡30分钟；香椿苗去根洗净，入沸水中氽烫一下备用。

　　2.把香椿苗、核桃仁放入一个大碗中，加入盐、米醋、香油拌匀即可。

【功效】此菜升阳气，补肾气，适用于肾阳不足所致的腰膝冷痛、四肢冰凉、头发早白、排便无力等。

黑豆核桃乳

【原料】黑豆、核桃仁各500克，牛奶、蜂蜜各适量。

【做法】1.黑豆炒熟，核桃仁炒至微焦后去皮，待冷后一起磨成粉。

2.取2匙粉末，冲入热牛奶，再加入蜂蜜调匀即可。

【功效】黑豆和核桃搭配，能补肾润燥，润肠通便，润肺止咳。

贴心提示

　　核桃含有较多脂肪，多食会影响消化，一天吃4~5个即可满足身体的需求。

红枣养血安神，助你睡个好觉

红枣是传统滋补佳品，民间有"日食三颗枣，百岁不显老"的说法。李时珍在《本草纲目》中记载，枣味甘、性温，能补中益气、养血生津，用于治疗"脾虚弱、食少便溏、气血亏虚"等。

脾胃是气血生化之源，有将水谷精微转化成气血并营养全身的作用。如果寒湿困阻脾胃，耗损脾胃之气，使脾胃功能降低，就会气血生化不足，身体得不到足够的滋养，以致出现皮肤萎黄或苍白、长色斑，手脚冰凉、气短乏力、容易疲惫、失眠多梦等。每天坚持吃几枚红枣，或者煮粥、炖汤的时候加几枚红枣，都能起到益气补虚、调理脾胃、防治失眠的作用。

食材小档案

性味：性温，味甘

归经：归脾、胃经

功效：补中益气，养血安神

食用宜忌

适宜人群：一般人均可食用，尤其适合营养不良、气血不足、心慌失眠、贫血头晕、面色苍白者。

忌食人群：湿热重、舌苔黄者不宜食用。糖尿病患者不宜多吃。经常腹胀的人也不宜食用红枣，以免痰湿积滞，加重胀气。

烹调窍门

不动刀也能枣核的方法：将红枣放在蒸笼篦子上，篦子孔的大小要比红枣核略大，然后将红枣竖着对准篦子孔，用筷子从顶部将红枣核用力推出，使红枣核从篦子孔中穿过。

驱寒食谱

当归红枣粥

【原料】当归15克，红枣10枚，粳米100克，冰糖适量。

【做法】1.当归洗净，加少许温水浸泡10分钟，然后再加3碗水煎成2碗，去渣取汁。

2.粳米淘洗干净，与红枣、冰糖一起放入锅中，加入适量水，倒入当归药汁，大火煮沸后转小火慢慢煮至粥成。

【功效】当归行气活血，红枣益气补血，搭配煮粥，有很好的补气养血作用。女性气血不足，出现月经不调、痛经、头痛、头晕、便秘、手脚冰凉等症状，都可以用当归红枣粥调理。

参芪红枣乳鸽汤

【原料】党参15克，黄芪10克，红枣6枚，乳鸽1只，生姜、盐各适量。

【做法】1.党参、黄芪洗净；红枣洗净、去核；乳鸽处理干净，切块，焯水后冲净；生姜洗净，切片。

2.将所有材料放入砂锅中，加入适量水，大火煮沸后转小火炖2个小时，加盐调味即可。

【功效】补气健脾，适用于久病体弱、面黄食少、气短乏力、神疲形瘦之人，以及寒湿阻滞脾胃所致的水肿、手脚不温者。

贴心提示

一些女性月经期间会出现眼肿或脚肿的现象，这是湿重的表现，不宜多食红枣。因为红枣味甜，多吃容易生痰生湿，水湿积于体内，会加重水肿。体质燥热者，也不宜在月经期间喝红枣汤，以免造成经血过多。

红糖，给你满满的能量

红糖是传统的补血食物，它含有丰富的矿物质，而且容易被人体吸收，具有调经养血、温胃散寒的功效。胃寒、寒性腹痛、月经不调、痛经、宫寒、产后恶露不净等，都可以用红糖来调理。

血虚、血瘀痛经的女性，每个月来月经的时候，可以用红糖加生姜煮水喝。取生姜15克，洗净，切成片，加水，大火煮沸后转小火煮10分钟，加红糖搅匀，当茶饮即可。有很好的止痛暖身作用。

红糖水还是产后女性的补虚必备之品。女性产后身体多瘀，因此中医常以生化汤配红糖煎服来祛瘀、排恶露。顺产后的第二天开始喝红糖水，连喝7天，能促进子宫收缩，使恶露尽快排出。但不能过量或喝的时间过长，以免导致出血过多。

食材小档案

性味：性温，味甘

归经：归脾经

功效：益气补血，健脾暖胃，缓中止痛，活血

食用宜忌

适宜人群：一般人均可食用，尤其适宜受寒腹痛、月经不调、血瘀痛经、产后女性，以及年老体弱、大病初愈者。

忌食人群：热性体质的人，患有糖尿病的人。

第七章
认识几个穴位，对身体大有好处

　　我们的身体遍布经络、穴位，它们是人体自愈的良药，合理应用可以祛除寒湿邪气，促进气血运行，增强脏腑功能。用好这些保健穴位，不吃药，也能让自己暖起来，脸色变得红润、有光泽。

艾灸是最好的除寒方式

艾灸是中医上常用的养生治病方法，艾叶是温性的，属纯阳植物，用艾条熏灸经络穴位能温经通络、祛除寒湿、补益身体阳气，尤其适合阳虚、气虚的女性。

艾为纯阳之品，驱寒要善用艾灸

艾叶为纯阳之品，具有温经通络之效。著名药物学家陶弘景在其《名医别录》中称"艾叶，微温，无毒，主灸百病……"

关于艾叶的作用，《本草纲目》中早有记载：艾以叶入药，性温、味苦、无毒、纯阳之性、通十二经，具回阳、理气血、逐湿寒、止血安胎等功效，亦常用于针灸。故艾又被称为"医草"。

《本草从新》则说："艾叶苦辛，生温，熟热，纯阳之性，能回垂绝之阳，通十二经，走三阴，理气血，逐寒湿，暖子宫……以之灸火，能透诸经而除百病。"因此用艾叶作施灸材料，有通经活络、祛除阴寒、消肿散结、回阳救逆等作用。

临床上，艾叶除了用来做成艾条、艾炷，还可以作为中药，如中医著名方药"胶艾汤""艾附暖宫丸"均以艾叶为主要材料。

气血的运行，遇寒则凝，得温则散。艾灸是用纯阳植物加上火的热力，渗入阳气驱出阴邪，艾灸疗法对寒证特别有效。

人体阴阳平衡，则身体健康，而阴阳失衡人就会发生各种疾病。艾灸还可以调节阴阳，使失衡的阴阳重新恢复平衡。

艾灸到底怎么灸

艾灸常用的灸法有艾条灸和艾炷灸两种。

艾条灸

艾条灸就是将点燃的艾条悬于穴位或病变部位之上进行熏烤的一种灸法。艾火距皮肤一定的距离，施灸的时间一般为10分钟左右，以灸至皮肤温热出红晕，又不至于灼伤皮肤为度。这种灸法温和刺激，一般家用都可以。

艾条灸根据操作方法的不同，可分为3种，即悬提灸、回旋灸和雀啄灸。

悬提灸就是将艾条的一端点燃，在穴位或患病处上方2~3厘米处进行熏灸，使所灸部位有温热感，又不至于灼痛。一般每穴应灸15分钟左右，至皮肤稍有红晕即可。没有艾灸经验的人，使用这种灸法比较适宜。

回旋灸是将艾条点燃的一端与施灸部位保持一定的距离，均匀地向左右方向移动，或反复旋转地进行艾灸，以局部出现红晕为宜。这种灸法能够带来大范围的温热刺激，对妇科、风湿、神经麻痹等病症效果较好。

雀啄灸是指艾条点燃的一端与施灸部位皮肤之间距离不固定，而是像鸟雀啄食一样，一上一下地移动，使被灸部位获得较强的温热感。多用于灸治急性病、昏厥等需较强火力施灸的疾病，以及比较顽固的病症。把握不好的话容易伤及皮肤，不推荐家庭使用。

艾炷灸

艾炷灸就是将纯净的艾绒放在平板上，用手指搓捏成圆锥形状，称为艾炷。每燃烧一个艾炷称为一壮。艾炷灸热量十足，祛寒湿效果相比艾条灸更强。

艾炷灸分为间接灸和直接灸两类。家用艾灸最好是选择间接灸，即艾炷不直接放于皮肤上，而用药物隔开施灸。常用的有隔姜灸和隔盐灸。隔姜灸就是将生姜切成约0.3厘米厚的片，放在皮肤上，上面再放上艾炷施灸，一般用于外感表证、虚寒性呕吐、泄泻、腹痛等。也有隔盐灸，一般是用食盐填敷于脐部，上置艾炷连续施灸，至症状改善为止，可用于虚寒性呕吐、泄泻、腹痛、虚脱、产后血晕等。

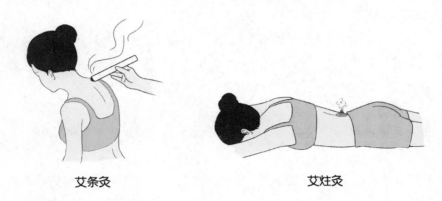

艾条灸　　　　　　　　　　　　　　　　艾炷灸

艾灸的注意事项

1.注意防止烫伤。不论采用哪种艾灸方法，如果使用不当或是注意力不集中，都有可能造成烫伤。用艾条灸时，艾灸过程中要时刻注意艾条的燃烧情况，适时弹掉艾灰，防止艾灰落下烫伤皮肤。用艾条灸后，可将艾条点燃的一头塞入直径比艾条略大的瓶内，使其自然熄灭。

2.灸的过程中注意力要集中，以免离皮肤太近，当然艾条与皮肤保持适当的距离，距离太远，温热不够起不到艾灸应有的作用。

3.艾灸后半小时内不要用冷水洗手或洗澡，艾灸后要比平常多喝一些温开水（绝对不可喝冷水或冰水），以助排出体内毒素。

4.因施灸时要暴露部分体表部位，所以在冬季要注意保暖，以免治了旧病又添新病。

5.并不是所有人都可以随便艾灸，如果体质不对，很可能会出现浑身燥热、满脸潮红等不适症状。女性在家做艾灸前，一定要先咨询医生，在医生的指导下正确施灸。

艾的其他使用方法

艾叶不仅能用来灸疗，还可做成艾叶枕、艾叶香囊，也可以用来煮水泡脚，祛寒通络效果都不错。

头痛、颈椎不适，枕艾叶枕

经常久坐，吹空调，极易感受寒湿，患上头痛、颈椎病等，可在枕头里放上艾叶，每天枕着入睡，长期使用可有效预防和辅助治疗上述不适和疾病。

做艾枕的方法很简单：将细软熟艾1000 克打碎，用干净的布包扎，再在外面套一个枕套就成了艾枕。

做艾叶香囊温敷腹部、关节部位

女性腹部感受寒湿时，可引起小腹绵绵隐痛、寒性痛经、月经不调；肩膀、膝关节感受寒湿可导致肩膀冷痛、关节酸痛。可用艾叶500 克炒热，装入布袋里，放在腹部或酸痛处温敷，可起到温经散寒、除湿止痛的作用，有效缓解上述不适。

艾叶还可以用来洗头、洗澡、泡脚

在一些地方，产妇坐月子的时候会用艾叶煮水来洗头、洗澡，可以起到理气血、逐寒湿的作用。月经量多、平时手脚冰凉的女性，也可以用艾叶煮水来洗头、洗澡，还可以用来泡脚。将50克艾叶放入锅里，加入适量水煮开，晾温后就可以使用了。艾叶有特殊的味道，夏天的时候用来洗澡还能驱蚊。

头部受寒胀痛，揉揉太阳穴、风池穴

头为人体的"诸阳之会"，最易感受寒湿。突遭雨淋或晚上洗头后湿着头发睡觉，寒湿就会侵袭头部，出现头痛、头昏、头部沉重的感觉。冬天外出时不戴帽子，风邪容易夹杂着寒气从头部入侵，导致脑部血脉瘀滞而出现头痛。

因受寒引起的头痛，发作时还常牵扯到颈项后背，并使人畏寒怕冷、怕风，外出时要穿厚衣服、戴帽子才觉得舒服一些。

按揉太阳穴、风池穴

对于受寒引起的头痛，可通过按摩太阳穴、风池穴来改善。

太阳穴 在耳郭前面，前额两侧，外眼角延长线的上方，两眉梢后凹陷处。经常按揉太阳穴可加快局部血液循环，健脑提神，养目护耳，消除疲劳，对神经性头痛、偏头痛有一定疗效。当感觉到太阳穴有搏动痛时，按揉它可以减轻疼痛。

风池穴 在项部，在枕骨之下，与风府穴相平，胸锁乳突肌与斜方肌上端之间的凹陷处。取穴时，在后发际上1寸水平，从耳垂后面向后正中线摸，摸过一条明显的肌肉，该肌肉与另一肌肉之间的凹陷处就是风池穴所在之处。

按摩太阳穴和风池穴的方法为：当感觉头痛发作时，用食指指腹按揉太阳穴至疼痛缓解，然后画圈按揉穴位3~5分钟，再用同样的方法按摩风池穴。头痛不明显时，每天早晚各按摩1次，每次每穴按摩3~5分钟。

在按摩太阳穴、风池穴的同时，配合梳摩痛点的手法，缓解头痛的效果更好。

梳摩痛点的方法为：将双手的十个指尖放在头部最痛的地方，像梳头一样快速梳摩100下，每天早、中、晚各1次，可有效止痛。

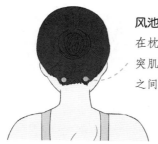

风池穴

在枕骨下，胸锁乳突肌与斜方肌上端之间的凹陷处。

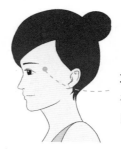

太阳穴

在两眉梢后凹陷处。

敷贴太阳穴也能止头痛

调理头部受寒胀痛、风寒感冒引起的头痛，除了按摩太阳穴的方法外，可以用药物敷贴太阳穴，止痛的效果也不错。

敷贴方法

取生姜、大蒜、薄荷各等分，捣烂成膏状，每天晚上睡觉前取适量敷贴在两侧太阳穴上，盖上纱布，再用胶布固定好，第二天起床时取下，用温水洗净。

生姜、大蒜、薄荷都有祛风解表、散寒退热的功效，用来敷贴太阳穴，可祛除头部风寒邪气，缓解头痛。

艾灸风池穴也能祛风寒、止头痛

头痛发作时，轻轻按压风池穴可感觉到较强烈的疼痛。对疼痛不耐受的女性，可用艾灸的方法来止头痛。方法为：俯卧，请家人帮忙将艾条点燃，然后在距离穴位皮肤2~3厘米处，对着穴位熏灸15分钟，每天1次。艾灸风池穴可温经散寒，促进头部气血循环，缓解头部胀痛。注意防止落灰烫伤。

各种腹部疼痛，可以灸神阙穴

神阙穴是全身唯一看得见摸得着的穴位，它就位于我们的肚脐中央。这个穴位所在的地方很特殊，因为肚脐部位的皮肤十分薄，各种邪气很容易从这里入侵腹部而使脏腑器官受伤。寒湿邪气进入腹部后会乱窜，阻碍各脏腑气机的运行，进而影响全身气机的升降，导致腹痛等各种不适。而经常艾灸神阙穴则可有效祛除体内寒湿。

不同腹痛，不同灸法

胃肠功能紊乱，用艾条直接灸

用艾条直接灸神阙穴就可以。将燃烧的艾条直接悬在脐中上方2厘米左右施灸，以觉得有温热感为度。每次灸约15分钟，每天1次。秋冬天气变冷，胃肠容易受到寒邪刺激而出现胃肠功能紊乱时，用这个方法来调养，效果非常好。

寒性腹痛，用隔姜灸

隔姜灸就是将燃烧的艾炷放在姜片上，通过艾炷的温热将姜的温燥祛寒作用慢慢渗透到身体里，从而发挥作用。

将生姜切成约0.3厘米厚的片，用牙签扎几个孔，然后放在肚脐上，点燃艾炷，放在姜片上进行艾灸。一般每次灸5~7壮，隔天1次。艾灸结束后，注意及时穿衣保暖。隔姜灸神阙穴，可对寒邪引起的消化不良、腹痛等症有缓解作用。

> **贴心提示**
>
> 肚脐部位有炎症、损伤的人，以及孕妇，不宜艾灸和按摩肚脐。
>
> 高血压患者、容易上火生疮的人要慎用艾灸，因为艾灸容易使血压波动，身体里的火更旺。

腹痛腹泻，隔盐灸神阙穴

隔盐灸神阙穴可起到温阳补肾、温补脾胃的作用，对脾胃受寒所致的腹痛、腹泻有很好的调养作用。隔盐灸神阙穴的方法为：取少量纯净干燥的食盐填平脐窝，上放艾炷施灸，至稍感热烫即更换艾炷，一般灸3~7壮。为避免食盐受热烫伤皮肤，也可在食盐上放一片薄姜片再施灸。

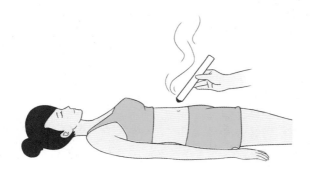

按摩、敷贴神阙穴，也能缓解腹痛

对于寒性腹痛，或者是脾肾阳虚所致的腹部冷痛，除了艾灸神阙穴外，还可通过按摩、敷贴神阙穴的方法来调养。

按摩神阙穴

每天晚上睡觉前，将双手搓热，然后重叠，掌心贴在肚脐上，先顺时针揉转3~5分钟，放松30秒钟左右，再逆时针揉转3~5分钟。长期坚持，可增进脾肾功能，促进消化，通利大小便，增强体质，提高抵御寒邪的能力。

敷贴神阙穴

腹部冷痛时，用毛巾包住热水袋，使温度适宜，然后敷在肚脐上，可缓解腹痛。或者将粗盐炒热，放入布袋中，待温度适宜时敷在肚脐上，可缓解腹痛、痛经等不适。

缓解四肢冰冷的艾灸法

有些女性常四肢冰冷，冬天时觉得全身冰冷，穿再多的衣服也暖和不起来；夏天时仍需穿长衣长裤，对其他人都觉得舒适的空调温度却觉得冷。这些都是阳气不足引起的。

人体内的阳气就相当于太阳，如果太阳光不够，就会觉得冷，人若阳气不足，也就是体内热量不够，自然也会出现怕冷的现象。手、脚是人体的末梢，气血流动到四肢时已经匮乏，四肢就更容易变得冷冰冰的了。艾属阳，配合火，作用于人体肌肤，并通过经络、穴位的传导，将灸火的温和热力和药物渗透到人的身体里，可起到温通气血、透达经络、扶正祛邪等功效，对肢体寒冷有很好的治疗作用。经常四肢冰冷的人，可以多做艾灸。

俗话说："寒从足下起。"腿脚一冷，寒气会通过下肢的各条经络传递至全身，使全身都觉得冷。所以要改善肢体寒冷的现象，要从腿脚部位下工夫——经常艾灸下肢。

艾灸涌泉穴：温补肾阳

《黄帝内经》中说："肾出于涌泉，涌泉者足心也。"肾经之气犹如源泉自足下涌出，灌溉周身四肢各处。经常艾灸涌泉穴，可激发肾阳源源不断，浑身都变得温暖。

涌泉穴位于足底，卷足时足前部凹陷处，约在足底第2、第3趾趾缝纹头端与足跟连线的前1/3与后2/3交点上。取穴时，可抬起脚，脚趾弯曲，在足底最凹陷处就是涌泉穴。每天晚上睡觉前先用热水泡脚20分钟，擦干双脚后再用艾条灸。也可以用艾灸罐固定在脚上同时灸两边的涌泉穴。这种方法不但可以让身体迅速变暖，还能帮助入睡，尤其适合冬天使用。

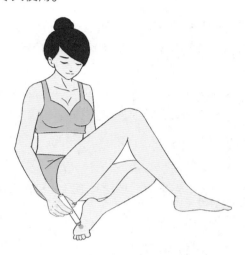

艾灸足三里：促进胃肠气血运行

中医上有"若想身体安，三里常不干"的说法。经常艾灸足三里穴，可促进下肢血液循环、改善胃肠蠕动，起到改善身体冰冷、刺激消化液分泌、增强消化能力的作用。

足三里穴位于小腿前外侧，犊鼻穴（外膝眼）下3寸，距胫骨前缘一横指。取穴时，自然站立，双腿伸直，然后弯腰，手张开虎口围住同侧髌骨上外缘，其余四指向下，中指尖所指处就是足三里穴。

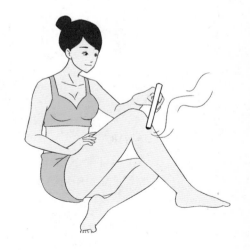

找好穴位后，将艾条点燃，在距离穴位2厘米处对着穴位熏灸，也可以用艾灸盒灸，每次10~15分钟。

艾灸三阴交穴：调气血，暖身体

三阴交穴是人体自带的巨额财富，它可以使调理脾胃，延缓女性衰老，推迟女性更年期，让身体变暖。每个女性都应当认识它，学会用它。

三阴交穴位于小腿内侧，在足内踝尖上3寸，胫骨内侧缘后方。取穴时，从内踝尖向上量4横指，食指上缘所在水平线与胫骨后缘的交点处，按压有酸胀感，就是三阴交穴。居家艾灸三阴交，可用艾条温和灸，即将艾条点燃后，在距离穴位2厘米处灸10~15分钟，每天1次。长期坚持艾灸三阴交穴，可促进下肢血液循环，祛除脾胃湿气，调肝血、益肾气，调理女性月经和白带异常。

艾灸阴陵泉穴：轻松祛除寒湿

阴陵泉穴是脾经水湿之气聚集之处，如果寒湿积滞身体，容易让人觉得手脚冰凉，还有可能出现消化问题。而艾灸阴陵泉穴，有助于祛除身体的寒湿之气，使四肢变暖，消化功能变好。

阴陵泉穴在小腿内侧，胫骨内侧髁后下方凹陷处。在小腿内侧，从膝关节内侧向下摸，至胫骨内侧髁下方，有一个凹陷处，即阴陵泉穴。艾灸阴陵泉穴可用艾条直接灸，也可以绑上艾灸盒艾灸，每次灸10~15分钟，每天1次。

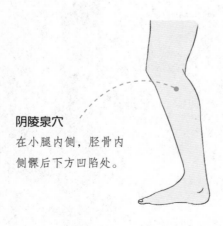

阴陵泉穴

在小腿内侧，胫骨内侧髁后下方凹陷处。

腰和脚最易受寒，要常灸

"寒从脚入，湿从腰入"，所以平时一定要注意腰和脚的保暖，对于身体有寒有湿的人来说，更要经常艾灸这两个部位。

腰位于身体的正中间，上有脾胃、下有肾和膀胱，起到枢纽的作用。若饮食生冷、阳气不足、运化受阻，则脾胃、肾、膀胱等器官就会出现问题。因此，腰腹部可以常灸以祛除寒湿。

用艾条回旋灸腰腹部的气海穴、神阙穴、关元穴、肾俞穴、大肠俞穴、膀胱俞穴等。每穴灸10~15分钟。常灸这些穴位可健脾补肾、运化水湿、健脾运化、补肾精气，运膀胱助津液气化。

脚位于心脏最远的地方，又处于身体的最低处，当血液从心脏出来运行到下肢时，心脏所输出的能量已经衰减至最低，气血流动的速度也逐渐缓慢，所以下肢尤其是脚便成为人体阳气最弱的地方，需要常灸。

用艾条回旋灸脚部的申脉穴、至阴穴、太溪穴、太冲穴、然谷穴、隐白穴。每穴灸5~10分钟。常灸这些穴位可益气壮阳、散寒通络、振奋阳气，使人精力充盈、气血旺盛、无病少病。

除了下肢穴位，我们的手上也有一个可以激发阳气，使四肢变得温暖的穴位——阳池穴。阳池穴位于腕背部横纹中，在指伸肌腱的尺侧凹陷处。经常艾灸阳池穴，可升发阳气，促进身体气血循环，使身体变得温暖。

缓解肩部冷痛的艾灸法

身体比较怕冷的部位，除了腹部，还有一个地方容易被忽视，那就是肩胛部位。夏天时很多女性喜欢穿露肩装，长时间待在空调房中，如果没有做好保护措施，很容易使寒湿之气凝滞，导致肩胛部位冷痛。若是总保持一种坐姿，时间长了也会让肩胛骨部位及周围的肌肉处于紧张状态，容易出现酸痛的现象。

肩胛酸痛、冷痛是身体发出的信号，提示我们要做好保养了。保护好肩胛部位，可以从以下方面做起。

做好肩部保暖

想让肩部不痛，不论什么时候都要注意肩部保暖，身体暖了，才能将寒湿邪气阻挡在外。夏天时要少穿露肩装，尤其是在下雨天气，穿露肩装特别容易给湿气入侵的机会。如果待在空调房中，要穿上外套或者戴上披肩。冬天外出时，最好戴上比较宽大的围巾，把肩膀也包住。

对于肩胛冷痛，热敷也是非常好的缓解方法。可以将毛巾放在微波炉里加热，然后敷在冷痛部位。也可以将花椒、桂皮研碎，加热后放进布袋里，然后用来敷冷痛部位。或者将粗盐炒热，放在布袋里，敷在肩胛部位。

不过，热敷时要注意温度，以身体耐受为宜，以免烫伤皮肤。也可以隔单衣热敷，能避免皮肤受伤。

艾灸肩部穴位

祛除肩胛部位的寒湿之气，最好的方法就是艾灸。艾的温性，加上火的热量，慢慢渗透进皮肤，可以使肩胛部位暖起来。常用的穴位有肩贞穴、臑俞穴、天宗穴、肩井穴、肩外俞穴等。

艾灸肩贞穴、臑俞穴、天宗穴

肩贞穴、臑俞穴、天宗穴位于肩胛部位，是治疗肩胛酸痛的"铁三角"，对这3个穴位进行艾灸，具有舒筋活络、促进血液循环等功效。

肩贞穴 位于肩关节后下方，臂内收时，腋后纹头上1寸。取穴时将手臂内收，在肩关节后下方的腋后纹末端向上量取1寸即是。

臑俞穴 位于肩部，在腋后纹头直上，肩胛冈下缘凹陷中。取穴时，从腋后纹头垂直向上推至肩胛骨上缘，按压有酸胀感处即是。

天宗穴 位于肩胛部，在肩胛冈下窝中央凹陷处，与第4胸椎相平。取穴时，先找到肩胛骨，在肩胛冈下窝正中处即是。

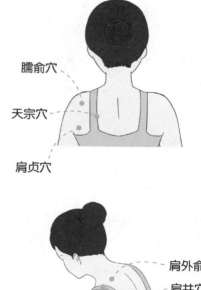

艾灸时，可将艾条点燃，放在一个艾灸盒里，然后绑在肩胛部位，使艾灸盒正好覆盖这3个穴位，每天1次，每次10~15分钟。

除了上述穴位，经常艾灸肩井穴、肩外俞穴也能改善肩胛冷痛的症状。

肩井穴 位于肩上，乳中直上，在大椎与肩峰端连线的中点上。

肩外俞穴 位于背部，在第1胸椎棘突下，旁开3寸。

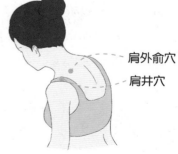

胃寒胃痛，中脘穴最管用

　　胃是我们身体里最任劳任怨的器官，它接纳、腐熟所有的食物，并且经常"加班"。这样一个"劳模"却也有自己的个性——喜燥恶寒。胃部受寒，最容易引起的不适就是胃痛，需要喝点热水或者用热水袋热敷，才能稍稍缓解。

　　为什么胃受寒后容易出现胃痛呢？胃是一个消化器官，消化需要一定的动力，而推动胃运动的动力就是阳气，即脾阳。过量食用寒凉的食物，寒气耗阳，使脾阳受损，胃的动力就不足，食物就会停滞在胃里。再加上寒气有收缩、凝滞的特点，胃受寒后会急剧收缩，原来积滞在胃里的食物又会撑大胃，一收一撑，打破了胃原来的状态，就会引发疼痛。

　　要改善这种情况，一是需要畅通气血，祛除寒邪，也就是暖胃；二是要增强胃肠蠕动，促进消化，也就是健脾。经常刺激中脘穴就可以达到这两种效果。

艾灸中脘穴，改善胃部问题

　　中脘穴位于人体的上腹部，前正中线（任脉）上，在脐中上4寸。它所处的位置正好在胃的中部，因而得名，也称胃脘。因为其既是胃的募穴，脏腑之气直接输注的地方，还是腑会，对六腑（胃、大肠、小肠、胆、三焦、膀胱）的疾病，尤其是胃病，有很好的疗效。经常刺激中脘穴，可以起到健脾和胃、补中益气、降逆化滞、通腑降气等功效。

　　对于胃寒引起的胃痛，可以艾灸中脘穴。方法为：将艾条点燃，放在艾灸盒里，置于中脘穴上艾灸10~15分钟。也可以直接将艾条点燃，在距离穴位2厘米处，对着穴位熏灸10~15分钟。

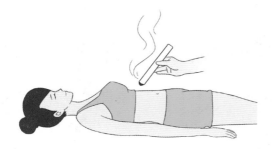

按摩中脘穴，手法要对症

按摩中脘穴也能起到缓解胃痛的作用，但胃痛有许多不同的表现，按摩手法也应根据胃痛的症状作相应的变化。

急性胃痛（常表现为像针刺样的疼痛或烧灼样的疼痛）和生气引起的疼痛，多是胃气不降导致的，应当降胃气，应选择点按法。方法为：单手四指并拢，用力向下按中脘穴10秒钟，然后松开，之后再点，再松开，如此反复，直到胃痛缓解。

对于胃寒引起的胃痛，多表现为隐隐作痛，这时需要做的事情就是畅通胃部的气血。让胃变得温暖起来，应用掌揉法，给予胃部温和的刺激。方法为：将双手搓热，手掌叠放在腹部，掌心对着中脘穴，然后向下按压穴位，再顺时针按揉穴位3~5分钟。

贴心提示

虽然中脘穴主要治疗消化系统疾病，但很多气血的问题也都可以通过中脘穴来调理。因为人在生病时，通常胃口都不好，按摩中脘穴，可以帮助食物消化，使气血生化有源，这也是为什么中医治疗很多疾病都从脾胃论治。另外，眼袋、黑眼圈、肥胖等女性常见的问题，但凡需要畅通气血来解决，都可用中脘穴来调理。

经常痛经，要用好关元穴、血海穴

不少女性都有痛经的经历，有些女性痛经会非常厉害，甚至不得不用止痛药来缓解。痛经很大的一个因素就是身体受寒了，所以让身体温暖、祛除寒邪才是根本的解决之道。中医上对付痛经，有两个很有效的穴位——关元穴和血海穴，用对了，堪比止痛片，治标更治本。

关元穴：补肾壮阳，疏通气血

人离不开阳气，阳气对人体有温煦的作用，使人能维持正常的体温；阳气还是人体各脏腑、器官、组织运行的动力，如果体内阳气不足，很容易出现各脏腑、器官、组织运化无力的情况。肾为先天之本，主一身阳气，补足肾阳，就能让整个身体阳气充足。

人如果阴寒内盛，会耗损肾阳，使体温下降，气血运行受阻，造成气滞血瘀，而子宫得不到肾阳的足够支持，容易收缩无力，使瘀血不能及时排除，从而造成痛经。所以女性痛经，调养的关键在于补充肾阳。关元穴是先天之气海，经常刺激它可以起到固本培元、补肾壮阳、畅通气血等多种功效，从而温暖子宫，缓解痛经。

关元穴位于下腹部，前正中线上，在脐中下3寸处。痛经的女性可每天艾灸关元穴，可将艾条点燃后，在距离穴位2厘米处，对着穴位熏灸10~15分钟，也可以将艾条点燃后放入艾灸盒中，置于关元穴上艾灸10~15分钟。

血海穴：化血为气，补充阳气

血海穴虽然只是足太阴脾经的一个普通腧穴，但在临床应用中，却有非常重要的疗效。《金针梅花诗钞》云："缘何血海动波澜，统血无权血妄行。"可见血海穴有引血归经、化血为气的功能，能治疗血分诸病。痛经的发生与气血亏虚有关，经常刺激血海穴既可激发脾血，又可化血为气，使阳气充足，因而对痛经有较好的疗效。

用血海穴治疗痛经，可以使用按摩的方法。坐在椅子上，将腿绷直，在靠近大腿方向膝盖的内侧会出现一个凹陷，在凹陷的上方有一块隆起的肌肉，肌肉的顶端就是血海穴。用两个拇指重叠按压这个穴位，会感觉非常酸痛。在按摩血海穴的同时，可在腰上放一个暖水袋，行气活血、缓解痛经的效果更加好。

对于寒凝血瘀引起的痛经，应艾灸血海穴，以行气活血、温阳散寒。上午9~11点脾经当令，此时艾灸能事半功倍。

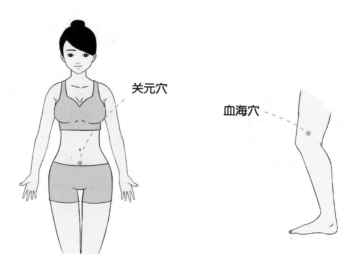

关元穴

血海穴

一冷就咳嗽，按按肺俞穴就解决

肺主气，司呼吸，人体呼吸系统的事儿都由肺主管。例如咳嗽，当寒气入侵呼吸道，肺部受寒，肺气无法宣发，就会以咳嗽的形式提醒我们肺出了问题，一定要重视。

无论是哪种原因引起的咳嗽，都可以选肺俞穴来调理。肺俞穴位于背部第3胸椎棘突下旁开1.5寸。它是肺脏在背部的对应腧穴，内应肺脏，对治疗肺脏疾病有特殊的效果。不仅是咳嗽，与肺有关的疾病都可以用肺俞穴来治疗。

艾灸肺俞穴，驱散风寒治咳嗽

经常艾灸肺俞穴可祛除风寒，治疗因肺受寒而致的咳嗽。可以用艾条温和灸，或者是用艾灸盒灸。风寒较重的，可用隔姜灸，艾灸的温热与生姜的温阳散寒作用相得益彰，祛寒温肺效果显著。

方法为：将生姜切成约0.3厘米厚的片，用针扎几个洞。俯卧，请人将生姜片放在两侧肺俞穴上，将艾炷点燃后放在生姜片上，当感觉灼痛时更换新的艾炷，一般一次灸5~7壮。

艾灸肺俞穴时，可配合风门穴。风门穴是风邪出入的门户，位于第2胸椎棘突下旁开1.5寸处（肺俞穴直上1个椎体）。两穴配伍，可祛风散寒，预防和缓解风寒引起的咳嗽、感冒、头痛等不适。

按摩肺俞穴，温肺止咳

秋主燥，但这个"燥"分两种：夏秋之交的燥为"温燥"，大都偏热；秋冬之交的燥为"凉燥"，大都偏寒。秋冬之交，天气变冷，人很容易感受寒邪而出现咳嗽的症状，这时按摩肺俞穴可以起到温肺润燥、止咳平喘的功效，预防和改善凉燥引起的咳嗽。

当脏腑发生病变时，常在其相应的背俞穴出现异常现象，如压痛、敏感点等。当肺部受寒引起咳嗽、感冒、气管炎等病症时，在肺俞穴上多有明显的压痛感。这时稍微用力按摩肺俞穴，可以疏通肺经气血，温阳散寒，使肺气得宣，从而起到止咳的作用。

按摩时，先将两手拇指指腹放置在肺俞穴上，逐渐用力下压，按而揉之，使肺俞穴产生酸、麻、胀、重的感觉。再用大鱼际紧贴于穴位，稍用力下压，来回摩擦穴位，以局部有热感、皮肤微红为度，再轻揉按摩放松。如此反复操作5~10分钟，每天或隔天1次。

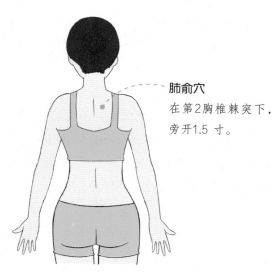

肺俞穴
在第2胸椎棘突下，
旁开1.5寸。

命门穴、肾俞穴能快速让身体暖起来

肾为先天之本，主一身阳气，肾阳对人体的重要性不言而喻。而在我们的身上，就有可以快速提阳温肾的药方——命门穴和肾俞穴。

命门穴：掌控生命的"门户"

命门穴是人体督脉上的要穴，位于腰部，在后正中线上，第2腰椎棘突下凹陷中。取穴的时候，可用一条带子过脐水平绕腹一周，该带子与后正中线的交点就是命门穴。"命"指生命，"门"指出入的通道，所以此穴的意思就是生命的通道，是先天之气蕴藏所在。经常刺激命门穴，可激发命门先天之气，快速提升肾阳。

按摩命门穴

将双手掌心搓热，然后擦命门穴至感觉发热发烫。也可以直接用拇指指腹或手指关节（握拳）按压、按揉命门穴，力度以感觉酸胀为宜。还可以双手握拳，用拳眼有节奏地交替捶打命门穴3~5分钟。不论是用哪种方法按摩，都可以刺激命门穴，起到温补肾阳、强壮腰膝的作用。

艾灸命门穴

俯卧，身体自然放松，请家人帮忙艾灸，先将艾条的一端点燃后，距离皮肤2~3厘米，对准命门穴艾灸，使局部有温热感而不灼痛为宜，每次灸15分钟，灸至局部皮肤产生红晕为度。或者用艾炷灸5~7壮。每周灸1~2次。艾灸命门穴可温肾壮阳，改善与生殖泌尿系统有关的疾病和症状。

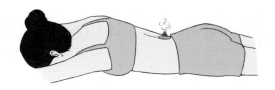

肾俞穴：鼓动肾气，补肾强腰

除了命门穴，在腰部还有一个提升阳气、温补肾气很有效的穴位——肾俞穴。它位于第2腰椎棘突下旁开1.5寸，也就是位于命门穴左右各2横指的位置。肾俞穴是肾在背后的俞穴，经常刺激这个穴位，可改善肾脏的生理功能，防治肾气虚、肾阳虚所致的各种病症，包括月经量少、闭经、腰膝酸软，以及遗精、带下、水肿、耳鸣、咳喘等症。用肾俞穴补肾，常用以下方法：

摩腰

自然站立，双脚分开与肩同宽。双膝微微弯曲，双手握拳，拳心虚空，拳眼贴在肾俞穴位置，保持不动，然后双脚轻轻踮起，利用膝关节上下抖动来带动全身抖动，并使肾俞穴与拳头反复摩擦，至感觉到腰部轻微发热为止。长期坚持，可激发肾气，缓解疲劳，使人精神振奋。

按摩肾俞穴

两手叉腰，将双手中指分别放在两侧的肾俞穴上，逐渐用力下压，按而揉之，使穴位产生酸、麻、胀、重的感觉。再将手掌大鱼际紧贴穴位，稍用力由上至下反复推摩，以局部有热感皮肤微红为度，再用拍法放松。如此反复操作5~10分钟，每天灸1~2次。可补肾壮阳，温暖身体。

艾灸肾俞穴

将艾条点燃，置于肾俞穴上方，距离皮肤2~3处进行熏灸，使局部有舒适温热感而无灼痛为宜。每次灸10~15分钟，以局部潮红为度，每天或隔天灸1次。艾灸肾俞穴可提升阳气，温暖身体，缓解手脚冰凉、全身怕冷、面色苍白等症。

灸大椎穴，护住身体能量，疾病难侵

阳气是人体物质代谢和生理功能的原动力，是人体生殖、生长、发育、衰老和死亡的决定性因素。中医上说："得阳者生，失阳者亡。"阳气越充足，人体越强壮。阳气不足，人就会生病。阳气完全耗尽，人就会死亡。

阳气就跟太阳一样，太阳出来暖洋洋，人有阳气才能身体暖暖的，这种温煦的功能，我们是很容易感受到的。但是有些人就很怕冷，甚至在夏天最热的时候都还觉得身上冷，其实就是阳气不足了。改善这种状况的根本方法就是增加阳气，让身体得到温煦。

阳气一方面有温煦的作用，另一方面还有"卫外"的作用。卫外，就是阳气能使我们的身体维持内部的稳定。如果说温煦是给身体加把火，那么"卫外"就是盖上被子，不让体内的阳气跑掉。

在人体的经络穴位中，大椎穴承担着温煦和卫外的双重作用。大椎穴是人体重要的保健穴位之一，其特别之处在于，它是手三阳经、足三阳经及督脉的交会穴，即共有7条经脉在此交会。手三阳经和足三阳经的阳热之气由此交汇，并与督脉的阳气上行头颈，刺激它就能帮助人体升发阳气。

大椎穴的作用可概括为解表、疏风、清热、截疟、止癫。现代研究还发现，艾灸大椎穴，可增加淋巴细胞的数量，提高淋巴细胞的转化率，具有提高机体细胞免疫功能作用，长期按摩可以改善新陈代谢，增强抵抗力。

此外，项背畏寒，用脑过度引起的疲劳、头胀、头晕，伏案或低头过度引起的项强不适、颈椎病，血管紧张性头痛等，也都可以通过按摩、艾灸大椎穴来缓解。

人体穴位的一大特点是具有双向调节作用，大椎穴除了能祛寒暖身，还有明显的退热作用，感冒发热时按按大椎穴，就能帮助退热。

取穴方法

大椎穴位于第7颈椎棘突下凹陷中，第7颈椎棘突起和第1胸椎棘突之间。

取穴的时候，将头稍低，后颈部中央最大突起的最下方即是大椎穴。

灸法

用艾条悬提灸或用艾灸盒灸大椎穴5~10分钟。每天晚上睡觉前灸1次，能感到热量向全身发散。坚持1个月就能收到明显的效果。无寒证者也可常灸，能强壮身体，预防疾病。

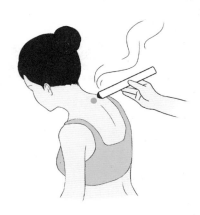

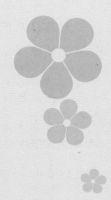

第八章

跟随四季的脚步，做气血充盈暖美人

人依靠天地之气提供的物质条件而获得生存，同时也要适应各个季节阴阳的变化规律，才能发育成长；顺应自然变化，才能为身体构筑坚强的防线，将寒邪、湿邪等阻挡在体外。

春季乍暖还寒，要适当捂捂

初春时早晚温差大，不时有冷空气来袭，若不注意保暖，容易为寒邪之气大开方便之门，人就容易患上流行性感冒。若脏腑受寒，还会影响其功能，使人面色苍白、怕冷、手脚冰凉、宫寒痛经等。

防寒保暖，最简单的方法就是要穿暖，也就是传统上说的要"春捂"。春天气温刚刚转暖，但起伏不定，这时要使身体产热散热的调节与冬季的环境温度相适应。若过早地脱掉厚衣服，一旦气温降低，给身体来个突然袭击，人就很容易抵抗力下降，发生疾病。

春捂并非是简单地穿得越厚越好，而是要根据气温变化适当增减衣物。春捂时需要注意几个方面。

（1）重点捂"两头"

头是"诸阳之会"，最容易受寒而耗损阳气，春天风大，要注意头部的保暖，风大时外出最好戴帽子。

脚部离心脏最远，所得气血比身体其他部位要少，同时它又承受着全身的重量和气血流通。如果脚部受寒，女性不仅免疫力下降，容易感冒，还会全身发冷。所以春天穿衣要"上薄下厚"，千万不要过早地换上裙装，否则容易为关节痛、宫寒等埋下隐患。

（2）注意几个特别部位的保暖

身体的某些部位是特别容易被寒气入侵的，除了"两头"，以下部位也要适当捂一捂。

手腕

手腕处有心经的原穴——神门穴，而原穴是脏腑原气经过和留止的部位，能够强化脏腑的功能。心主管全身的血脉，通过输送气血来温暖全身，所以春捂时别忘了保护好手腕。

腰

人体阳气的根在肾，腰为肾之府，如果肾阳虚，会常出现腰酸软、怕冷、尿频或容易困倦疲乏等症状。所以，春捂时要注意保护好腰部，切忌过早换上低腰裤或过短的衣服，以免腰部裸露在外而受寒。经常觉得腰部发凉的人，每天用热水袋热敷或艾灸腰眼穴，可起到温肾暖腰的作用。腰眼穴在第4腰椎棘突下旁开约3.5寸凹陷中，正好与肾脏所处的位置对应。

肚脐

肚脐是神阙穴所在之处，给肚脐保暖可以振发脾胃阳气，特别是一些胃部怕冷、容易腹泻的女性，要特别注意这个部位的保暖。春天时不要过早地换上短衣，尤其不能把肚脐部位裸露在外。即使到了夏季，也不要穿露脐装。

（3）把握好捂的度

由于春风比冬天的风要柔和很多，所以女性在春天时可选择一些宽松款式的衣服，既挡风又透气。但是，也不是穿得越多越好，如果衣服穿得过多而捂出了汗，冷风一吹反易着凉。一般来说，15℃是春捂的临界温度，超过15℃就要脱掉棉衣，否则就会超出身体的耐热限度，使人出汗多，而出汗多也容易耗损阳气。每个人的体质不同，耐受冷热的程度也不同。如果捂着时不觉得咽喉燥热，身体冒汗，即便气温稍高于15℃也不必急着脱衣。

（4）捂不捂看天气

春天穿衣宜方便穿脱，因为早晚气温比较低，需要适当捂一捂，而晴天的中午气温一般都在10℃以上，这时需要减衣，外套可以穿棉衣或呢子外套，内穿毛衣，这样在感到热时可将外套脱下。

（6）捂多久要因人而异

一般气温回升之后，捂1~2周，使机体逐渐适应天气的变化，然后在气温持续稳定时，就可以逐渐减衣，换上轻薄的衣衫。当然，捂多久也要因人而异，体质虚弱的女性需要适当多捂几天。

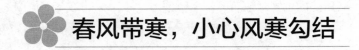

春风带寒，小心风寒勾结

中医将风、寒、暑、湿、燥、火六种外感病邪称为"六淫"，而风是外感六淫之首，是六淫病邪的主要致病因素，所以有"虚邪贼风，避之有时"的说法。《黄帝内经·素问·风论》中就说："风者百病之长也，至其变化乃为他病也。"所以对自然界中的风邪要注意躲避。

早春的风对人体来说，最为不利，防护不好，风邪入侵，致病的几率是比较大的。因为风虽然四季都有，但早春时节，刚从冬天走来，乍暖还寒，这时候的风很硬、很尖利，夹带有冬天的阴寒。况且，风具有轻扬、善行、易变、无孔不入的特点，它们像无形的刀剑，很容易伤人。此外，早春的风还常常与留恋不舍的冷空气勾结，形成风寒，对人体阳气的杀伤力更大。

春天防风，就要根据自然变化，升发阳气，使身体免疫力增强，将风邪防御于身体之外。

梳头是最简单的防御风邪的方法

每天早上起来多梳几下头，能促进经络疏通、气血运行通畅，平衡人体功能，升发阳气，出门时即使吹风也不容易感到头晕。梳头防风邪不同于平时梳头发，要更注重梳头皮。方法如下：

先从头顶顺着头发生长的方向往下梳，然后从后颈发根部位向下梳后颈部。每天梳头30次左右。在梳头的时候，可用梳子点按头顶的百会穴（向前折耳，两耳尖连线的中点即是），百会穴是人体位置最高的穴位，它能通达阴阳脉络，连贯周身经穴，对于调节机体的阴阳平衡起着重要的作用。

也可以用手指梳头，方法为：身心放松，双手十指分开，手指稍微弯曲，腕关节放松，用手指指腹从前向后、从左到右连续叩击头部，来回30次；然后用双手十指从前额发际向后脑梳头10~15分钟。

适当运动，把春寒阻挡在外

适当的运动可以升发阳气，也可以促进人体气血循环，增强抗病能力，达到祛寒除湿的目的。所以，春天防风寒，少不了运动，除了防寒邪，运动还能减肥瘦身，消耗掉冬季积累起来的脂肪。登山、散步、快步走、慢跑、打羽毛球、游泳、瑜伽等，都是很适合春季的运动。

运动能升阳气，但在运动时也要注意防风邪。要选择背风的地方，春天早晚温差大，不要太早外出，最好等太阳出来再运动；在进行户外运动前穿上棉质运动服，并进行热身活动，运动开始后可以酌量减衣；控制运动强度，不要大汗淋漓，以免吹风后着凉；如果出汗过多，可以换上透气性较好的衣服，不要穿背心、短裤，以免皮肤在冷风中暴露太多，打乱体内的热量均衡；锻炼结束后，要及时擦汗，换上干爽的衣服。

春天运动，最好将时间安排在下午2点至晚上8点。因为在下午2点以后，人体机能开始上升，下午5点至晚上7点达到良好状态。如果进行晨练，最好选在太阳升起后的9~11点，并要选择环境好的地方，此时空气清新，做户外运动对身心都是很好的调整。

3个穴位祛除风邪

经常按摩特定的穴位，能促进气血运行，疏通经络，升发阳气，对防御风邪有很好的助益作用。早春防风邪，可经常按摩太阳穴、风池穴、合谷穴。

太阳穴 位于耳郭前面，前额两侧，外眼角延长线的上方，在两眉梢后凹陷处。太阳穴具有通络止痛的功效，经常按摩它可以疏通气血，还对外感风寒、风湿等引起的各种头痛有很好的疗效。

每天用食指指腹画圈按摩太阳穴，对预防风邪有很好的作用。如果不慎感染风寒或风湿，出现头痛症状时，可按压太阳穴上凸起的青筋，按压时力度由轻渐重，当感觉酸痛时坚持10秒钟，然后放松，再继续按压，可有效缓解疼痛。

风池穴 位于项部枕骨之下，胸锁乳突肌与斜方肌上端之间的凹陷处。取穴时，在后发际上1寸水平，从耳垂后面向后正中线摸，摸过一条明显的肌肉，该肌肉与另一肌肉之间的凹陷处即为风池穴。（具体位置见本书第51页）

经常按摩风池穴有平肝息风、祛风明目的作用。早春时风大风多，经常用拇指指腹顺时针按揉风池穴，可预防风邪侵袭，也可以改善风邪入侵后引起的血压升高等问题。

合谷穴 位于虎口处，在手背第1、第2掌骨间，第2掌骨桡侧（靠近拇指的一侧）的中点处。取穴时将拇指、食指合拢，从肌肉的最高处按下去就是合谷穴。经常按摩合谷穴有促进新陈代谢、排除毒素、缓解疼痛的作用。

对于受风引起的疼痛，可通过按揉合谷穴来缓解。用拇指指腹来回环揉合谷穴，两侧各揉50下。

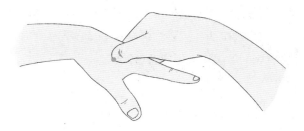

夏季莫贪凉，损了阳气寒气便上身

天热时整天待在空调房里、以冷饮代替水、贪凉洗冷水澡……炎炎盛夏，我们的一些不当举动会给寒邪大开方便之门，使寒气轻松地入侵我们的身体，逼走体内的阳气，导致寒证。所以夏天防寒邪也不容忽视。

我们吃进身体里的食物，经过食管进入胃中，接受胃的腐熟、脾的升清，然后被脾运化至心、肺，再转化成气血并供给全身各脏腑、器官、组织。夏天如果贪凉，经常喝冰镇饮料，吃冰激凌、凉菜等，这些食物中的寒气同时也会进入到我们的身体里，并被运化至全身。寒邪伤阳，夏天只是因为外界炎热，所以会让我们觉得离寒邪很远，其实寒邪无处不在，本来穿得少就会耗损阳气，再吃过量寒凉的食物耗损就会更严重。

凉的都不能吃吗

夏天过分贪凉会伤害阳气，但也不是说一点儿凉的都不能吃。我们所说的凉包括两方面，一是温度是凉的食物，二是性质寒凉的食物。夏天时天气炎热，适量吃一些温凉的食物是有益的，如凉菜可生津开胃、清热祛暑；西瓜、黄瓜、哈密瓜、牡蛎、冬瓜等食物性质偏凉，夏天适当食用可清热祛火，预防口臭、便秘等上火症状。所以，夏天吃一些凉的东西，只要注意控制好量，有益无害。如凉菜一天最多吃200克左右，性质寒凉的瓜果每天不要超过200克。

吃凉也有讲究

俗话说："冬吃萝卜夏吃姜。"姜性温，味辛，具有温中祛寒、除湿暖胃、活血等多种功效。夏天的时候适当吃一些姜，有助于祛除身体的寒湿之气。做凉菜时，往凉菜里加一些姜末或姜汁，可以祛除一部分寒邪。在餐前喝一杯姜茶，就能主动化解寒凉食物的寒气，减少寒凉食物对身体的伤害。

也可以通过改变烹饪方式的方法来改良寒凉食物，如拌凉菜时，可以加姜汁，还可以将用开水汆烫后的食物直接加调料拌匀，不要过凉，就能减少一部分寒邪。

不少人习惯夏天喝凉茶解渴，有的甚至把凉茶当水喝，这也很容易招致寒邪入体。因为凉茶多含有性质寒凉的中草药成分，如菊花、金银花、荷叶、夏枯草等，夏天适当喝一些有助于祛暑生津、清热止渴。但是，如果喝得太多，就会伤及脾胃，脾胃虚寒的人，很快就会发生腹痛、腹泻等。经期女性、孕妇、产妇最好不喝凉茶。

露脐装会导致痛经，还会让人变胖

露脐装、露背装、露肩装能完美地诠释女性的曲线，但同时也容易使寒湿邪气进入人体，对健康造成损害。

经常穿露脐装容易变胖

露脐装大致分为两种，一种是衣服比较短，直接将肚脐裸露在空气中；一种比较婉约，肚脐若隐若现，或是隔层纱，或因设计和布料而仅仅露出一线宽。不论是哪种露脐装，穿得时间长了都会为健康埋下隐患。

人体有自我保护的功能，当身体遭遇某种邪气的侵袭时，身体会在无意识的状态下启动自我防护措施。例如寒气侵入鼻孔，就会自动打个喷嚏排出寒气；喝了啤酒，体内二氧化碳多了，打个嗝，排出部分二氧化碳；局部有毒素了，就会长个脓包，排出毒素；身体某个部位冷了，就会生成较厚的脂肪来防止寒气的入侵等。露脐装常使人的腰部暴露在外，会使腰部的温度变低，身体就会自动在腰部长出多余的脂肪，来防止寒气毫无顾忌地侵入。

长胖只是形体上的问题，露脐装的危害在于会使腹部受寒，这对女性的伤害是致命的。因为肚脐是任脉、带脉、冲脉的交会处，任脉、带脉、冲脉都与女性的子宫关系紧密，肚脐一旦受寒，会影响子宫的气血运行，从而导致痛经。时间长了，还可导致四肢发冷、妇科病等。

所以，不论什么时候都要注意肚脐部位的保暖，尽量不穿露脐装。同时要注意不能对着风吹腹部，在空调房里时最好用围巾或外套盖住腹部。

露背装使阳气一点点泄漏

背部是督脉和膀胱经循行的路线，督脉督促一身阳脉，督脉受寒则意味着一身的阳气都会受到影响；膀胱经受寒，可使膀胱功能受到影响，从而影响毒素的排出，使人身体里的毒素越来越多，最终导致疾病。尤其是夏天，如果贪凉穿露背装对着空调或电风扇吹，会让身体寒上加寒。

露肩装让肩周炎缠上你

现代女性经常在办公桌前久坐，肩膀肌肉容易紧张，如果再加上穿着露肩装，肩膀裸露在空调的冷气中，极易使肩膀遭受寒湿而引发肩周炎、肩胛冷痛等不适。

如果舍不下吊带、背心等露肩装，在空调房里的时候，最好是披上披肩或穿上外套。晚上睡觉之前用热毛巾敷敷肩膀，有助于促进气血流通，预防肩周疾病。

不仅是露脐装、露背装和露肩装，短裤、短裙也会给健康带来隐患。因为下肢远离心脏，气血循环本就不好，如果经常在空调房里穿短裤、短裙，容易使下肢受寒，影响气血运行，耗伤阳气，使寒邪内盛，导致四肢冰冷、消化不良、腹胀、胃痛、痛经等。

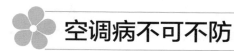

空调病不可不防

夏日炎炎，许多家庭都会打开空调，工作场所也是空调尽开，尽管冷气会给人冰爽舒适的感觉，但是空调使用不当也易致病。

空调病是怎样发生的

在使用空调时，一般都需要关好门窗，室内空气与外界几乎隔绝。在这样的空间里待得时间长了，室内的氧气由于不断的消耗得不到补充，人体便会缺氧，从而导致器官不能够正常工作。再加上空调开的时间长了，冷气不断循环，使人处于一个密闭的阴冷的环境当中，这会让人的脏腑器官、组织功能都受到寒气的侵袭而功能下降。一旦周围环境温度发生突然变化，身体不能正常排出毒素，就会发生空调病。

空调病什么样

患有空调病的人常会出现咳嗽、打喷嚏、流涕等上呼吸道疾病症状，轻则出现发热、怕冷、肌肉酸痛，重则会出现持续发热、干咳、打寒战。

空调使用一段时间后，其滤尘网上会有很多絮状的附着物，包括皮屑、灰尘等悬浮物。这些附着物中的真菌、皮屑、尘螨可引起过敏性皮肤病或者诱发哮喘病，表现的主要症状为头痛、发热痛、哮喘、皮炎与其他过敏性不良反应。

空调病很多人都不认为是病，所以容易忽视，如果不及时调理，长时间受其侵扰，很容易会出现内分泌紊乱、月经不调、痛经等不适。

如何预防空调病

预防空调病，首先是要保持室内空气新鲜。夏天开空调时，要每隔一段时间就将空调关闭，然后开窗换气，最好每2小时换一次，每次20~30分钟。使用空调时要注意室内、室外的温差，最好不要超过5℃，如果温差太大，外出时温度突然改变，身体一时不适应，就会发生头晕、恶心等症状。从空调环境中外出，应当先在阴凉处活动片刻，直到身体适应后再到阳光下活动。

在空调房里工作的女性，要披上披肩和外套，用毛巾或围巾盖住腹部、下肢，以防肩膀、腹部、下肢受凉。还要注意不能让冷风直接吹到头上身上。如果大汗淋漓地从室外回到空调房内，最好先将汗擦干，并避免直接吹冷风。

对于长期待在空调房里的女性来说，可以利用早晚比较凉爽的时间进行户外运动，如散步、快走、慢跑、瑜伽、打羽毛球等，让身体微微出汗，有助于排出毒素和寒湿邪气。

防治空调病还有一个很好的方法，就是喝温热的水，这样可让脾胃暖起来，还能促进气血循环，使人微微出汗，对抵御冷气侵袭很有帮助。

夏天免不了吃一些寒凉的食物，如雪糕、冰激凌、冰镇饮料和冰镇西瓜等。这些寒凉食物是使身体受寒的重要因素，而且对脾胃也会产生极大的伤害，应适量食用，莫贪吃。

初秋余热未消，防寒湿护脾胃

初秋时暑热未退，不少人因为贪图凉快而忽略了天气已渐凉的事实，使身体受到伤害。所以，尽管入秋之后天气依然很热，我们也要做好顺应季节的准备，不要让大自然之气在不经意间伤了我们，尤其是要保护好脾胃。

从饮食做起，少吃冷食

脾胃是后天之本、气血生化之源。脾胃不好的人常气血不足，气血不足，身体得到的温煦和滋润就不够，就容易出现寒湿阻滞体内不能及时排出体外的情况。脾胃的主要工作是腐熟、运化食物，所以养护脾胃最好的方法就是吃对食物。初秋时要适量吃具有健脾除湿作用的食物，如冬瓜、薏米、山药、土豆、南瓜等。要少吃冷食，尤其是刚从冰箱里拿出来的食物。西瓜、绿豆等食物性质偏寒，虽然能消暑降温，但这个时节也要少吃。

对于寒性体质的女性，食用诸如生鱼片之类冰鲜食物之前，不妨喝一杯红糖姜茶，不仅能主动化解所吃食物的寒气，也有助于缓解痛经等症状。若是碰到下雨天，还可以煮些姜茶喝，多放几片生姜，能祛除寒湿。

不要对脂肪太苛刻

秋天人的胃口慢慢会变得好起来，正是进补的好时节，不少女性担心长胖，于是想着在没有进补之前减肥瘦身。想要瘦下来，节食、吃减肥药是最见效的，再加上夏季本来吃不下饭、厌食、消耗高等原因，确实能在短期内达到减肥的效果。但是，这种以非正常手段排出体内多余水分和脂肪的方法是不可取的。因为减肥时，身体也会跟着流失阳气，这个季节天气已经转凉，只是人体还不容易感受到，阳气流失，寒邪就容易乘虚而入。所以，初秋时不要对脂肪太苛刻，如果怕胖，吃完饭30分钟后可以适当运动，不仅能促进消化，而且有助于活血。而且如果一直就胖，靠一段时间的节食也是难以瘦下来，一旦不再节食，也很容易反弹。

中秋滋阴润肺防秋燥

进入中秋之后，气温开始降低，降雨量减少，空气湿度相对降低，气候偏于干燥，干燥偏凉的气候很容易伤损肺气，从而产生口干咽燥、干咳少痰、皮肤干燥、便秘等症状，这就是秋燥中的凉燥。肺主气、司呼吸，凉燥伤肺气，影响到肺的宣发与肃降，从而打扰全身的气机畅通，使身体的防御能力下降，寒气更易入侵。所以从中秋开始，就要注意滋阴润肺。

秋是热与冷交替的季节，常出现"秋季无寒暑，一雨便成冬"的气候。此时，若稍有不慎，就很容易伤风感冒，许多旧病也易复发。尤其到了中秋，天气逐渐由热转凉，人体内阴阳之气的盛衰也随之转换，此时起居作息也要相应地调整。平时要早卧早起，早卧以顺应阳气收敛，早起，使肺气得以舒展。

燥是无形之邪，不论是凉燥还是热燥，都容易伤害肺气。秋燥主要靠预防，平时要多喝温水、粥、豆浆、牛奶，多吃萝卜、莲藕、梨、百合、银耳、蜂蜜、杏仁等养阴生津、润肺清燥的食物，少吃或不吃辣椒、葱、姜、蒜、胡椒等燥热之品，以及油炸、肥腻食物，以防加重秋燥症状。

另外，秋季养生应注重"收养"，把保养体内的阳气作为首要任务。运动也要顺应这一原则，要选择轻松平缓的运动，以防出汗过多，耗损阳气。爬山能增强呼吸和血液循环功能，使人的肺活量及心脏收缩力增大，对调畅情志也很有好处。

深秋从头到脚防秋寒

秋天在燥气中还暗含秋寒，尤其是深秋时节，寒风加上降温，基本上就是进入冬天的节奏，从这时起就要注意从头到脚做好保暖措施。

头部是人体阳气最为旺盛的部位，若感受风寒邪气，头部首当其冲。所以深秋时，外出要戴帽子，下雨了要及时把头部保护起来，避免淋湿。每天清晨梳头的时候，不仅要梳头发，也梳梳头皮，每天梳几十下，使头皮微热，有利于头部经络气血通畅，促进阳气上升，百脉调顺。洗完头发一定要用毛巾擦干或者用吹风机吹干，千万不要湿着头发睡觉，否则寒湿入体，早上起来会头重头晕。

口鼻是空气进出的通道，寒气可以随呼吸侵入肺部。所以深秋季节出门，要注意避开寒风。如果没有特别的情况，最好不要戴口罩，这样可以使身体适应温度的变化，提高身体的耐寒能力。不过，若是体质虚弱，最好戴上口罩，以免口鼻受寒而出现恶心、呕吐、咳嗽、吐痰、鼻塞、打喷嚏等症状。

颈部是人体的要塞，上承头颅，下接躯干，是神经中枢最重要的部位，更是心脑血管的必经之路。颈椎如果受寒，不但会加重颈椎病，还会引发其他慢性病。深秋时节要注意颈部的保暖，外出时最好穿立领装或者戴上围巾。

腹部尤其是肚脐部位，屏障功能较差，易受凉而染风寒，甚至发生宫寒。女性不论是否宫寒，从深秋开始，都可以每天用热水袋敷肚子，平时穿贴身的纯棉背心，以保暖腹部，避免受凉。

足部皮下脂肪层薄，保温性差，又远离心脏，易使血液循环不畅。脚一旦受寒气侵袭，会导致抗病能力下降，不仅容易着凉感冒，而且还会引发月经不调、痛经、胃病等不适。所以天变凉的时候要及时调整衣物，最好是穿保暖透气、吸湿性好的棉袜。每天睡前用40~45℃的温水泡脚15~20分钟，有很好的祛寒作用。

冬季藏好，来年身体才好

《黄帝内经·素问·四气调神大论》中说："冬三月，此谓闭藏，水冰地坼，无扰乎阳。"冬天草木凋零，兽藏虫伏，是自然界万物闭藏的季节。我们守护身体阳气也要遵循这一自然规律，多吃补肾食物，避免耗损阳气的行为，以维持体温，为来年的健康打好基础。

冬天穿衣有讲究

冬天防寒保暖，最简单的方法就是穿得暖。但是，冬天穿衣并不是越厚越保暖，也并非是将衣服、鞋子紧箍在身上、脚上才暖和。相反，这样不仅达不到保暖的效果，反而不利于气血运行。

外衣要舒适保暖

冬天穿着的外衣要厚度适宜。羽绒服有一定的厚度，毛呢大衣的气孔不是直通的，都能给人带来温暖，同时也利于透气，不容易出汗。皮类服装几乎可以阻绝衣服内的空气对流，冬季外出时着皮装，保暖效果也不错。

衣服不能太紧

衣服太紧太厚，不但会限制身体活动，还会影响血液循环。所以冬季穿衣感觉温暖就可以了。一般来说，年龄偏大的女性衣着应以质轻暖和为宜，年轻女性穿衣不可过厚，切忌捂得出汗。

头戴帽，不易寒

冬天风大天寒，外出时若总是将头部裸露在外，很容易感受风寒。头部一旦受寒，全身的阳气都会受损，从而导致感冒、咳嗽、头痛、腹泻等。所以，女性冬天外出时最好戴上帽子，并且最好能护住耳朵。

保暖先暖脚

脚部受寒后，寒气会沿着腿向上，容易引起感冒、月经不调、痛经、腰腿痛等不适，所以冬天脚部保暖尤为重要。冬天要穿大半码的鞋子，这样垫上一双棉鞋垫，脚在里面还有一点儿空间；鞋底应稍微厚一些，这样可以与冰凉的地面隔开。合适、吸汗的棉袜子，能很好地为脚部保暖。

冬天晚上睡觉之前，用热水泡脚20分钟左右，再搓搓脚心，不仅能促进气血运行，使身体暖和起来，还能补肾强身，且有很好的助眠作用。

需要注意的是，冬季居家时很多人会穿棉拖鞋，棉拖鞋最好选择能把脚跟包裹起来的款式，脚暖和了，身体很快就会暖和起来。

戴围巾别捂嘴

很多人冬天戴围巾时习惯把脖子、嘴一起捂着，这种做法对健康是很不利的。因为围巾大都以羊毛、兔毛、混纺毛线织成，纤维极易脱落，又因容易吸附灰尘、病菌，这些脱落的纤维、灰尘和病菌很容易随着呼吸进入体内，引发疾病。

冬天在空气质量较好时，外出尽量少戴口罩，因为鼻黏膜里有丰富的毛细血管，其功能是对进入鼻腔的冷空气进行加热加湿，当冷空气经鼻腔吸入肺部时，一般已接近体温。若是整天戴着口罩，鼻腔及整个呼吸道的黏膜得不到锻炼，就降低了人的御寒能力，稍微受寒就容易感冒。

多穿一件背心保护腰腹

女性除了正常的着装外，冬天还应贴身穿一件背心，以保护腰腹。腰为肾之府，腰部受凉可伤害肾阳；腹部受凉不仅容易导致腹泻，严重的还会导致宫寒。

 # 温热的食物让身体阳气充足

人体的生理功能往往随着季节不同而有所变化，即所谓天人相应。自然界的植物，特别是谷类植物，有春生、夏长、秋收、冬藏的不同。人类到了冬季，也同样处于封藏时期，此时适当进补，可以使营养物质易于吸收蕴藏，进而发挥更好的作用。冬天补足了肾气，温好了肾阳，不仅一个冬天都暖暖的，还能为来年储备足够的能量。'

多吃黑色食物补肾、养气血

《黄帝内经·素问·金匮真言论》中说："北方黑色，入通于肾，开窍于二阴，藏精于肾。"黑色食物具有补肾、固摄肾精的功效，非常适合冬季食用。

黑豆乌鸡汤

【原料】乌鸡1只，黑豆50克，红枣10枚，枸杞子一小把，生姜3片，盐适量。

【做法】1.红枣洗净，去核；枸杞子洗净。

2.乌鸡处理干净，切块，冷水下锅焯水，捞出用凉水冲洗干净。

3.黑豆洗净，控干水，入热锅中炒至豆皮开裂，盛出。

4.将所有材料放入砂锅中，注入适量水，大火煮沸后转小火炖2个小时，加盐调味即可。

【功效】此汤补肾壮阳、补气养血、美容养颜，对冬季手脚冰冷、面色苍白、怕冷、身体疲惫等有较好的调养效果。

红豆黑米粥

【原料】红豆、黑米、粳米各50克，花生30克，红糖少许。

【做法】1.红豆、花生、黑米洗净，提前浸泡4个小时。

2.粳米洗净，与红豆、黑米、花生一起放入锅中，加入适量水，大火煮沸后转小火熬至所有材料熟软，加红糖调味即可。

【功效】此粥有补肾、温暖脾胃、补血养颜的功效。

多吃温肾食物强身体

肾精是生命的根本，它有赖于水谷精微的供养，才能不断充盈和成熟。冬天气温较低，肾又喜温，肾阳虚的人宜多吃温肾的食物以补充阳气、增强身体免疫力。温肾壮阳的食物有羊肉、牛肉、韭菜、泥鳅、核桃、枸杞子等。冬天总是怕冷、手脚冰凉其实是肾阳虚的表现，可通过以下药膳来改善。

羊肉海参汤

【原料】海参20克，羊肉100克，红枣10枚，生姜、葱、胡椒粉、盐、料酒各适量。

【做法】1.用40℃左右温水将海参泡软后，剪开参体，除去内脏，洗净，再用开水煮10分钟左右，捞出后连同水倒入碗内，泡2~3小时，浸泡好后切成小块。

2.羊肉洗净，切块，冷水下锅焯去血水，捞出冲净。

3.生姜切片，葱切段，红枣洗净去核。

4.将羊肉、姜片、葱段、红枣放入锅中，加入适量水、料酒，大火煮沸后转小火炖至羊肉熟软，加入海参再煮15分钟，加胡椒粉、盐调味即可。

【功效】羊肉温肾助阳，海参补肾益精、养血润燥，再搭配益气健脾、补气养血的红枣，补阳效果更加显著。

泥鳅炖豆腐

【原料】泥鳅250克，豆腐400克，盐适量。

【做法】1.泥鳅洗净，除去内脏；豆腐洗净，切块。

2.锅中加适量清水，放入泥鳅，大火炖至五成熟时，加入豆腐，继续炖至泥鳅熟烂，加适量盐调味即可。

【功效】此汤可滋阴补阳，祛湿利水，适合肾虚水肿的人食用。健康之人冬季食用也很有益。

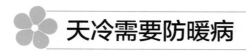天冷需要防暖病

冬季天气寒冷，很多人都会想办法防寒保暖，但是如果保暖做得太过，也会耗损阳气，使人免疫力下降，引发疾病。这也就是冬天里容易出现的暖病。下面是导致暖病的一些常见原因，冬天时要注意避免。

蒙头睡觉

蒙头睡觉的确能让人快速暖和甚至发热，但它会让二氧化碳完全集中在被子形成的一个狭小空间内，氧气浓度不断下降，再加上体表在睡觉过程中又会自然散发出潮湿的热气，使得被子里的空气潮湿污浊。长时间在这样的环境里呼吸，会使人感受湿浊而变得精神不振、头脑昏沉。

正确做法

睡觉时要把脸露在被子外面，让鼻子能正常呼吸新鲜空气。

层层包裹

有的女性怕冷，总是一层一层地穿得很厚。其实，衣服本身不产生热量，它只是帮助我们把热量保存下来，如果衣服过厚，内部空气对流会增大，热量散失过多，保暖性反而下降。而且衣服穿得太多，人自身的体温调节机能会得不到锻炼，反而容易着凉感冒。

正确做法

过冬的衣服要选择轻而保暖的羽绒服，或者能抵挡寒风的皮衣，里面可以穿一件稍宽松的柔软毛衫。

经常开空调

空调的暖气虽然可以带来温暖，但空调尤其是办公室空调，其内部都存在长期积攒下来的细菌粉尘，空调一开，这些物质就会进入空气中，吸入后容易引发气管炎、鼻炎等疾病。

正确做法

如果使用空调，可在室内放置加湿器或放一盆水，注意冬天加湿器易孳生细菌等，应及时清洁消毒；当空调温度逐渐调至适宜时，应脱去外衣，以避免出汗而耗损阳气；若外出，需先走到空调温度不高的位置，等适应后再离开房间。